ESPERANDO POR MIM

ALINE DE CARVALHO MARTINS

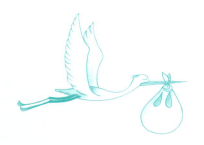

ESPERANDO POR MIM

DIÁRIO DE UMA GRAVIDEZ

Dados Internacionais de Catalogação na Publicação (CIP)
(Câmara Brasileira do Livro, SP, Brasil)

Martins, Aline de Carvalho
Esperando por mim : diário de uma gravidez / Aline de Carvalho
Martins ; [ilustrações Silvana Rando]. – São Paulo : Alaúde Editorial, 2006.

ISBN 85-98497-41-X

1. Bebês - Desenvolvimento 2. Diários 3. Gestantes 4. Gravidez
- Obras de divulgação 5. Pais e filhos I. Rando, Silvana. II. Título. III. Título:
Diário de uma gravidez.

06-4446 CDD-649.10242

Índices para catálogo sistemático:
1. Bebês e gestantes : Vida familiar 649.10242

Editor
Antonio Cestaro

Consultoria Médica
Dr. José Bento de Souza

Preparação de Texto e Revisão
José Muniz Jr.

Ilustrações
Silvana Rando

Redação de Textos Complementares
Lucimara Leal

Capa e Editoração
Walter Cesar Godoy

As informações contidas neste livro não substituem a orientação médica pessoal, constituindo apenas
em literatura informativa para melhor compreensão dos temas tratados.
Antes de iniciar qualquer tipo de tratamento, você deve sempre consultar o seu médico.

Copyright © Alaúde Editorial Ltda.

Todos os direitos reservados e protegidos pela Lei 9.610 de 19/02/1998.
É proibida a reprodução total ou parcial, por quaisquer meios,
sem a autorização prévia, por escrito, da editora.

Alaúde Editorial Ltda.
R. São Paulino, 221 - CEP 04019-040 - São Paulo - SP
Telefax: (11) 5572-9474 / 5579-6757
alaude@alaude.com.br - www.alaude.com.br

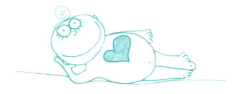

*Para Bibi,
anjo e luz, motivação para a luta
por um mundo melhor.*

Apresentação

A maternidade é algo que pertence à esfera do sagrado: ao dar à luz, a mulher repete o ato primordial que fez a vida aparecer na Terra. Durante todos esses anos em que venho acompanhando clinicamente mulheres que se tornaram mães, observo que as ciências médicas evoluíram muito rapidamente; novas tecnologias estão à disposição dos profissionais da saúde para garantir a segurança e a qualidade de vida das mães e de seus bebês. As recentes pesquisas científicas sobre reprodução humana contribuíram muito para que as pessoas se sentissem mais amparadas quando a questão é preparar uma nova vida. Entretanto, o obstetra deve ter consciência de que, muito além da intervenção profissional, ele precisa saber lidar com as angústias e ansiedades da futura mãe, procurando estabelecer na relação médico-paciente um vínculo de compromisso e confiança, tendo em vista também o bem-estar e a saúde do bebê. Há estudos que comprovam que este novo ser desde cedo já capta, de muitas maneiras, informações sobre o universo do qual irá fazer parte em breve.

Todas as mulheres passam basicamente pelas mesmas transformações físicas e psicológicas durante a gravidez, e poderiam nos contar muitas histórias semelhantes, sob muitos aspectos; entretanto, a maternidade desperta diferentes emoções – é o que acontece com a autora do livro *Esperando por mim: diário de uma gravidez*. Durante seu período gestacional, Aline também gerou este livro-diário, que muito me cativou, pois sua história é apresentada por um narrador inusitado: o bebê. E quem mais apto para contar nossa própria história do que nós mesmos? Acolhido no útero de sua mãe, esse pequeno narrador descreve-nos os episódios mais significativos de seu desenvolvimento, desde a sua concepção até o nascimento. O relato de suas peripécias, bem como de suas percepções e emoções conferem ao livro a leveza e a ternura peculiares ao universo infantil.

Como obstetra, não poderia deixar de salientar o valor informativo de seu conteúdo, que traz conselhos úteis e práticos sobre como viver a gestação de maneira saudável e equilibrada. Saúde, alimentação, nutrição, cuidados com o corpo e a mente são assuntos abordados com clareza pela autora, que soube transmitir sua experiência profissional na área da saúde, colocando o leitor em contato com informações fundamentais sobre o período de gestação e os cuidados essenciais com o bebê, em seus primeiros meses de vida.

Penso que a gravidez é uma das experiências mais marcantes na vida de uma mulher e de sua família, e deve ser vivida com intensidade e equilíbrio para que isso se reflita na saúde e felicidade do bebê. Espero que através deste livro os leitores descubram que a chegada de um filho, além das responsabilidades, nos proporciona emoções e sentimentos únicos, capazes de dar sentido e significado às nossas vidas.

Dr. José Bento de Souza
Médico Ginecologista e Obstetra

Prefácio

Era um diário. Um diário escrito com muito carinho para um bebê que iria chegar e que um dia ficaria sabendo de todos os detalhes da espera e da preparação de seus pais para uma grande e profunda transformação em suas vidas. Por isso ele foi escrito aos pouquinhos. As coisas iam acontecendo e nós íamos registrando.

Acreditando que cada pessoa é responsável por escrever a sua própria história, escrevi o texto como se meu próprio bebê narrasse todos os acontecimentos, a partir de sua observação dos fatos. Isso fez com que a narrativa ganhasse um tom leve, terno e alegre.

Como profissional de saúde, não pude deixar de dar, durante os registros, uma atenção especial a este aspecto da gravidez. Como assistente social, também não pude deixar de perceber que todas as gestações, embora sejam semelhantes entre si, são únicas. A chegada de uma criança vem carregada de uma mistura de sentimentos e expectativas por toda a família. São cuidados, desejos e histórias ímpares.

No sexto mês de minha gestação, meu marido me avisou que teríamos, em breve, material suficiente para publicarmos um livro. É claro que, inicialmente, esta idéia não foi muito bem aceita, mas depois fui percebendo o quanto essas coisas eram inteiramente novas para mim e como a nossa experiência poderia, de algum modo, contribuir para que outros casais vivessem esse período de uma forma muito especial, sem que a gravidez fosse lembrada somente como uma sucessão de enjôos, ganhos de peso e alterações de humor.

Dois meses depois da chegada do meu bebê, fui rever o material para transformá-lo em livro. Neste momento, pude relembrar com satisfação e alegria esses instantes, agora misturados com trocas de fraldas, choros, risos e amamentação.

Como um livro-diário, pode ser lido em ordem cronológica ou, simplesmente, aberto ao acaso. Ficarei muito feliz se ele puder fazer com que as pessoas vivam mais intensamente sua gravidez e preparem suas vidas para a chegada de um novo ser ou – para aqueles que já são pais – possam relembrar suas histórias e revivê-las em toda a sua plenitude.

Aline de Carvalho Martins

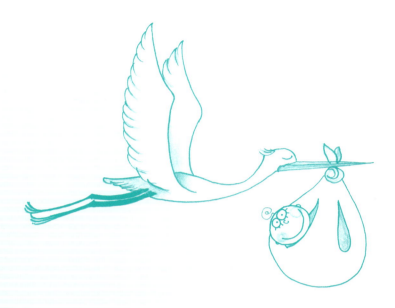

Diário de uma gravidez

Primeiro de março – segunda-feira

Oi! Você ainda não me conhece. Deixa eu me apresentar: eu me chamo Gabriel ou Gabriela.

Por que ainda não sei meu nome? Bem... eu ainda sou muito novinho, tenho só quatro semanas. Então, ainda não dá para saber o sexo. Meu nome foi escolhido há muuuuito tempo, quando meu pai e minha mãe ainda namoravam. Foi assim: o papai sonhou que eu estava nascendo e ele estava ali, ao meu lado... Aí, no sonho, quando eu nasci, ele perguntou para a mamãe que nome ela queria colocar e ela respondeu: "Gabriela". Então, veja só: eu sou o primeiro caso em que a mãe escolhe o nome mas que o pai sabe o nome antes da mãe... Nesse dia, os meus pais ficaram conversando... conversando... e marcaram o dia do noivado para o ano seguinte. Depois de mais quatro anos, eles se casaram. Dois anos depois... aqui estou eu!

Agora deixa eu falar um pouco do meu pai e da minha mãe. O meu pai tem 32 anos, é fotógrafo e a minha casa é sempre cheia de fotos feitas por ele. Ele está sempre tranqüilo, paciente e simplesmente A-DO-RA crianças. Ele queria que eu viesse há muito tempo, mas a mamãe achou melhor esperar um pouco.

A mamãe tem 27 anos e é assistente social em um hospital materno-infantil de alta complexidade. Hospital de alta complexidade é aquele que só atende os casos mais complicados. Ela trabalha no departamento de cirurgia pediátrica com bebês e crianças que vão passar por uma operação. Assim, ver um bebê saudável é uma grande novidade para ela. Acho que é por isso que ela tem mais medo que o papai desta gravidez. Aliás, ela já avisou: só deseja uma gestação. Não precisa de irmãos para mim. O papai, com sua paciência, disse que com o tempo vai convencê-la a me dar um irmãozinho.

Se o papai fica (quase) sempre calmo, com a mamãe já é tudo diferente: ela fica bastante impaciente e às vezes irritada com coisas simples. Mas ela também fica muito feliz com as coisas boas. Acho que isso se chama "viver a vida com intensidade". Eu ainda não sei como será o meu temperamento. Vamos ver com o tempo.

A chegada de um filho mobiliza afetos e emoções, gera expectativas e sonhos únicos. Inaugura, na vida dos pais, um amor absolutamente sem fim.

O meu nascimento foi bastante planejado. Normalmente as mulheres primeiro engravidam e depois vão ao médico. Mas este não é o certo, e como a minha mãe já sabia disso, ela fez diferente: ela foi à médica antes de tentar engravidar. Aí a médica passou um monte de exames para saber como andava a sua saúde. Estava tudo bem com ela, mas se não estivesse ela poderia tratar de tudo antes. Mamãe só precisou colocar todas as vacinas em dia, principalmente porque ela trabalha em um hospital e é mais fácil pegar alguma doença lá. Ela também estava tomando uma vitamina importante para as mulheres que querem engravidar. Essa vitamina se chama ácido fólico, e pode prevenir várias doenças.

Tudo isso parece exagero, mas não é. Os cuidados com uma criança precisam começar antes mesmo que ela chegue e devem se desenvolver durante toda a gestação. Isso porque ainda antes de nascer, eu posso sentir alegria, medo, tranqüilidade e insegurança.

Os cuidados com o bebê começam antes que ele chegue, e continuam por muito tempo após a sua chegada.

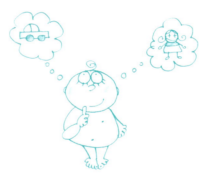

Aliás, esse é um período importantíssimo da vida e deve ser vivido pela mãe com serenidade e proteção. Nesse momento, o ideal é que os pais recebam informações que os ajudem a conhecer seu bebê, de modo que eles possam se sentir confiantes para cuidar dele, estimulá-lo e garantir um início de vida marcado por saúde e afeto. Um bom início de vida torna o bebê tranqüilo, emocionalmente forte e capaz de superar contratempos em sua vida adulta.

Depois que a mamãe fez todos os exames, já estava tomando o ácido fólico e tudo estava certinho, ela e o papai resolveram me encomendar.

Meus pais estavam tentando há cinco meses. Todo mês era a mesma coisa: minha mãe comia um monte de comida saudável, fazia carinho na barriga, papai beijava a barriga... e nada! Depois, eles foram ficando meio desapontados. Mas este mês, eles começaram a desconfiar que eu estava chegando e acharam que deveriam fazer um exame para confirmar. Por isso, hoje a mamãe pediu para que uma residente de medicina lá do hospital pedisse o teste de gravidez. Mamãe falou para ela que era para guardar segredo do teste, pois ela só ia contar para as outras pessoas da equipe se ela estivesse realmente grávida. Ela fez o exame na hora do almoço e achou engraçado porque, quando foi tirar o sangue, o enfermeiro falou: "Bom resultado!". Acho que ele falou isso porque não sabia se a mamãe queria engravidar ou não. O atendente do laboratório falou que o exame ficaria pronto naquele mesmo dia, à noite. Mamãe voltou para o trabalho e contou isso para a residente. Aí, na hora que a minha mãe estava saindo do trabalho, ela ouviu este grito no meio do corredor: "Aline, boa sorte! Amanhã eu quero saber do resultado. Estou torcendo por você!". A minha mãe não sabia onde enfiar a cara. Tem gente que não consegue disfarçar de jeito nenhum!

De noite, os meus pais tinham combinado de ir ao shopping, mas estava ameaçando cair um temporal e eles decidiram vir para casa. Estava na hora de ligar para pegar o resultado do exame e eles estavam na padaria. A minha mãe pediu para o meu pai ligar e o meu pai disse para que ela ligasse. Ficou aquele jogo de empurra por algum tempo. Então, a minha mãe pegou o telefone e ligou. Quando ela perguntou o resultado, o atendente disse: "O resultado é 2.039!". Como um número não significa nem sim e nem não, minha mãe perguntou o que isso significava e ele disse: "Positivo!". Aí a minha mãe contou para o meu pai.

Foi uma sensação estranha. Eles ficaram calados... aí um olhava para o outro, mas não falava nada... Então, eles passaram na igreja, rezaram por mim e pediram para serem bons pais. Depois foram para casa.

Em casa, meu pai me deu um beijo e disse: "Bem vindo, meu neném! Você foi muito esperado por nós." Mamãe ainda estava muito assustada... Isso é comum em muitas mulheres, pois as alterações de hormônio e as expectativas de mudanças nem sempre são recebidas com sons de sininhos tocando e risos incessantes. Medo, surpresa, preocupação e tristeza podem surgir com a notícia da gravidez. Isso acontece porque junto com um bebê, muitas alterações acontecem na vida de uma família. Essa mudança é maior quando se trata do primeiro filho. Por causa disso eu não fiquei chateado; eu já sabia que era preciso só esperar um pouco para "baixar a poeira" e a mamãe ficaria muito feliz com a minha vinda.

É natural que alguns sentimentos como medo, preocupação e dúvida surjam com a notícia da gravidez.

Acontece que mamãe só foi descobrir isso depois e, por isso, se sentiu um pouco culpada por não estar tão feliz.

Então, a mamãe foi tomar um banho e o papai colocou a musiquinha "O caderno", de Toquinho e Mutinho. A letra é muito bonita e fala de um amor intenso e dedicado, como o amor que eles sentem por mim. Como mamãe estava muito assustada com a notícia da minha vinda, não conseguia colocar a mão na barriga e nem falar comigo. Chorou um bocado, mesmo sem saber por que estava chorando. Papai fez um monte de carinhos nela e disse que tudo vai dar certo. Mais tarde, minha mãe resolveu ligar para as pessoas para contar a novidade – afinal, não é todo dia que nasce uma criança que é primeiro filho de um casal e primeiro neto de duas famílias.

Minha mãe ligou para a minha avó Mariana (ela é minha avó materna). Hi... foi uma novidade! A casa ficou em polvorosa! A vovó disse que era para botar o meu nome de Geovana ou de Carlos. A tia Áurea (que é a irmã gêmea da mamãe) disse que eu vou ser contadora (ela só fala no feminino) e que ia bordar uma faixa "Bem vinda, contadora", com o símbolo do Conselho Regional e do Conselho Federal de Contabilidade. Será que alguém consegue adivinhar a profissão dela? Já a tia Marcinha (minha tia caçula) disse que vai fazer uma manta com o bordado de cachorrinho para mim. Logo que a mamãe desligou o telefone, ele tocou. Era minha avó novamente, dizendo que era para a minha mãe rezar todos os dias para o meu anjo da guarda. Depois o telefone tocou outra vez. A tia Marcinha disse que não era para ficar contando para todo mundo, por que eu ainda sou muito pequeno. A tia Áurea disse que ia escolher um nome para mim, com calma. Depois o telefone tocou de novo. Era a Áurea, para dizer que escolheu o nome de Ângela.

Depois meu pai ligou para a mãe dele, a vovó Enir. Ela também ficou feliz, mas ficou em estado de choque, como a minha mãe. Meu pai acha que ela desligou e foi chorar, mas eu acho que foi só se acostumar com a idéia.

Depois o telefone tocou de novo (ainda nem nasci e já virei celebridade!): era a Michele, uma amiga da mamãe. Ela não sabia de nada e ligou porque queria dar um recado, mas ficou superfeliz com a notícia. Disse para a minha mãe não beber chá quente, porque na família dela dizem que chá quente é abortivo. Na verdade, não existe essa relação para todos os chás. A mamãe perguntou depois para a médica dela e ela disse que grávidas podem tomar chá de erva-doce, camomila, erva-cidreira, coisas assim.

Todos me desejaram saúde, alegria e felicidades.

É importante que os pais estabeleçam vínculos com o bebê desde o início da gestação.

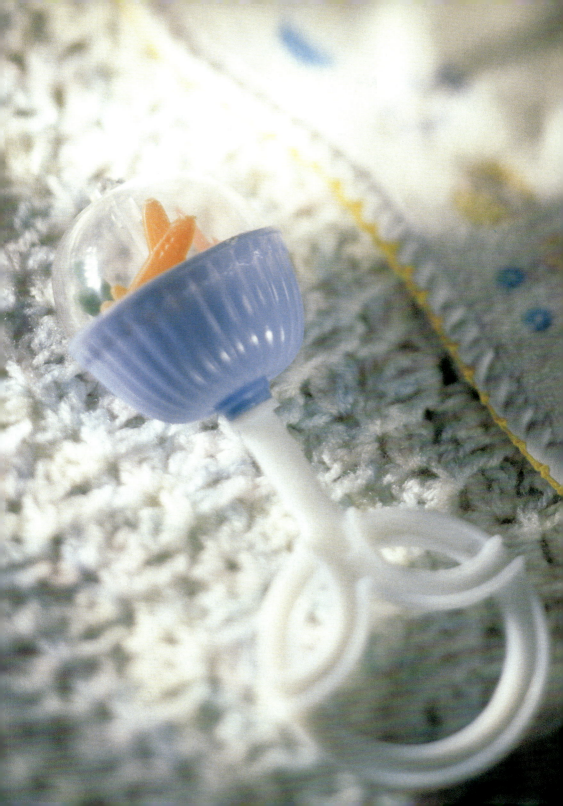

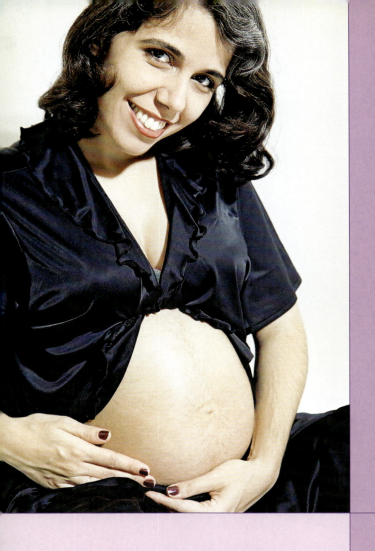
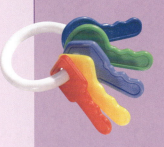

*O futuro pertence
àqueles que acreditam
na beleza de seus sonhos.*

Eleonor Roosevelt

Dois de março – terça-feira

Mamãe acordou às três horas da manhã e não conseguiu dormir mais. De manhã, ela e o meu pai foram trabalhar. Eu acho que ele ficou preocupado, porque a minha mãe ainda estava em estado de choque. Minha mãe estava séria e quase não falava; como ela sempre fala pelos cotovelos, isso é sinal de muita preocupação.

Aí a minha mãe resolveu parar com o faniquito. Bem... ela chegou lá no hospital e foi uma verdadeira festa a notícia. O dr. Paulo (o chefe da mamãe) disse que ela já estava com corpo de grávida. Os residentes riram bastante, porque ele tinha estado com a minha mãe no dia anterior e não tinha visto nada. Acho que ele viu o que queria ver. A enfermeira da UTI deu até beijo em mim. Com todo mundo feliz, a minha mãe percebeu como é importante que um bebê seja bem aceito por todos e como isso facilita o vínculo que se faz com ele. Quando todo mundo torce junto e comemora, aumenta bastante o sentimento de confiança da mãe. Isso é importante para ela e também para o bebê. Foi muito legal o carinho de todo mundo lá no hospital.

Minha mãe ligou para a médica dela. A secretária marcou consulta para o dia 26 de março. Dia 26?! Mas ainda é dia dois! Então minha mãe ligou para o celular da médica dela e perguntou se podia ir antes. Como a médica disse que podia, a mamãe falou que ia lá no dia seguinte. Ela deixou a gente ir e mamãe ficou mais tranqüila. Depois desses telefonemas, minha mãe ligou para o meu pai. Eles marcaram de sair à noite para comprar presentes para mim.

Quando minha mãe encontrou o meu pai, ele disse que tinha contado para o João, que é um amigo que estuda com ele (ah, esqueci de contar: papai está terminando a faculdade de fotografia). O João também ficou feliz. Papai disse que só vai contar lá no trabalho dele quando eu estiver quase nascendo.

Bem, meus pais foram ao shopping e trouxeram três livros para mim. Estes foram os meus primeiros presentes, para eu ser inteligente e para ver a magia que existe nas palavras, nas letras e nos sonhos... Dois livros com histórias tradicionais e um livro de fábulas.

Dar à luz uma criança é uma das realizações humanas mais elevadas. É a certeza da continuação de nossa história.

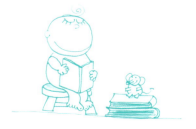

Três de março – quarta-feira

Meus pais foram comigo à consulta médica. Meu pai falou para a dra. Yara que ela ia sofrer na mão da minha mãe, pois ela ia ligar toda hora que tivesse alguma dúvida.

Mamãe gosta muito da médica. Ela examinou a mamãe, que está com a pressão ótima e pesa 51 quilos; as auréolas (aquela parte escura dos seios) estão ainda mais escurecidas, mas isso é normal. A médica também passou um monte de exames clínicos, para ver se está tudo bem. Quando cheguei lá, a mamãe achou que eu estava com quatro semanas, mas eu vou fazer seis semanas em dois dias. A médica explicou que o cálculo que a minha mãe fez tinha a data errada, porque a mamãe estava contando pelo dia da fertilização e o correto é contar pela data da última menstruação. A previsão é que eu nasça no dia 30 de outubro.

Uma gestação normal tem a duração de 40 semanas; portanto, ainda vão se passar 35 semanas até todos me conhecerem. Ainda sou pequenininho, mas estou passando por um momento de intensa divisão celular e de formação de todos os meus órgãos internos. É uma fase em que é muito importante evitar remédios sem indicação médica e raios X. Também é bom que a gestante diminua um pouquinho a correria do dia-a-dia. Nesse período, o risco de aborto é grande, e o melhor é evitar grandes esforços ou muito peso.

Todos os ensinamentos que a mamãe recebeu estão sendo colocados em prática. Minha mãe está agora atrás de um disco do Mozart, porque ela leu em uma revista que os bebês se tornam crianças mais criativas e inteligentes se ouvirem esse tipo de música. Ela procurou pelo CD em várias lojas e não achou nenhum. Como é que a humanidade vai ser culta se ninguém vende CD do Mozart?

Meus pais chegaram em casa e decidiram (na verdade, foi a minha mãe que decidiu praticamente tudo, mas ela leva sempre em conta a opinião do papai) os bordados do meu enxoval. Tem tanta coisa escolhida... será que vai dar tempo de fazer tudo?

A gestante é sempre muito sensível a tudo que se refere ao seu bebê e à sua condição de mãe.

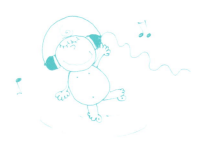

Quatro de março – quinta-feira

Hoje faz quatro dias que todos sabem oficialmente que eu vou chegar. Meu pai falou da minha chegada para mais dois amigos dele. Minha mãe foi para a aula de ioga e está fazendo exercícios para eu nascer melhor. Exercícios físicos são muito importantes na gravidez, pois melhoram a postura, a circulação e preparam fisicamente a mulher para o parto. Mas uma grávida não pode fazer qualquer exercício. Ela tem que ter um acompanhamento especial. A professora de ioga sabia disso e mudou a aula toda quando soube da minha chegada, porque a minha mãe não ia poder fazer os exercícios que ela tinha planejado. A reflexão da aula foi: "entrego, aceito, confio e agradeço" – tudo muito propício para um neném que vai chegar.

Mamãe também faz um curso de inglês, mas ela vai trancar a matrícula. Ela sabe que vai ter que abrir mão de algumas coisas por causa da minha chegada, mas não tem problema. Depois que eu nascer, ela vai voltando aos poucos ao ritmo normal. Agora todos têm mesmo é que me curtir.

A gestação dura em média 280 dias. São cerca de 40 semanas, contadas a partir do primeiro dia da última menstruação.

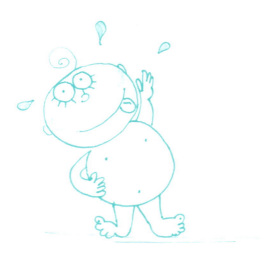

Cinco de março – sexta-feira

Os seios da mamãe estão mais doloridos e quentes, porque a circulação sangüínea aumentou nessa região. O sono, aliás, aumentou mais que os seios. Isso é muito comum em mulheres grávidas; parece que todo o corpo vai ficando mais lento, preparando a mulher para um período de mais repouso, para garantir uma boa chegada do bebê. Mamãe agora dorme vendo televisão e o papai tem que chamar para ela ir deitar na cama.

Agora são 22h10 e um primo do meu pai acabou de ligar para me desejar felicidades. A vovó Enir já espalhou a notícia da minha chegada pelos sete cantos do Universo. Um amigo do papai perguntou se vai ser um casal, porque a mamãe é gêmea com a tia Áurea. Mamãe fica apavorada quando dizem isso. Uma tia da minha mãe também perguntou se vão ser dois.

Meus pais já contam várias histórias para mim. É muito importante que eu aprenda a amar os livros. As histórias são uma maneira maravilhosa de começar a conhecer o mundo. Também é importante que desde pequeno eu já tenha vínculos fortes com meus pais. Os sentimentos positivos, carinhos e cuidados que meus pais já dedicam a mim são importantes, porque vão ajudá-los a enfrentar de maneira mais tranqüila os sacrifícios que terão que fazer por mim, principalmente no primeiro mês de vida. Essa postura me ajuda a descobrir que estou seguro com eles e me deixa tranqüilo para poder me dedicar a descobrir e explorar o mundo, ficando mais inteligente.

O pré-natal é um conjunto de cuidados médicos, nutricionais, psicológicos e sociais destinados a proteger a mãe e o bebê durante a gravidez.

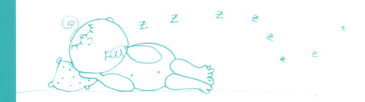

Seis de março – sábado

Mamãe foi fazer os exames de sangue que a médica pediu e o papai foi junto para acompanhar. Depois eles foram comprar linhas para fazer os bordados para mim. Meu pai está querendo comprar um carrinho e minha mãe já começou a fazer os bordados. Mamãe agora está cuidando superbem da alimentação. Ela sabe que toda grávida tem que se preocupar com a nutrição. É importante comer feijão, carnes e verduras verde-escuro, por causa do ferro e do ácido fólico. Para absorver o ferro dos alimentos, é bom ingerir uma fonte de vitamina C depois da refeição. Por isso, uma boa opção de sobremesa é uma laranja, uma tangerina ou uma rodela de abacaxi. Não adianta comer fontes de ferro e tomar leite, porque eles competem entre si e o organismo não aproveita bem o ferro. A nutricionista disse para a mamãe também não misturar achocolatado no leite, porque ele dificulta a absorção do cálcio. O ideal é bater, no liquidificador, o leite com uma fruta. Se isso for muito difícil, vale uma regra fácil e muito legal: o prato de uma grávida tem que ser muito colorido, pois quanto mais colorido, mais variedade de vitaminas ele vai ter. Ah, quase ia me esquecendo: hoje faço seis semanas!

O planejamento familiar é essencial para assegurar ao futuro bebê um desenvolvimento saudável, cercado de carinho e atenção.

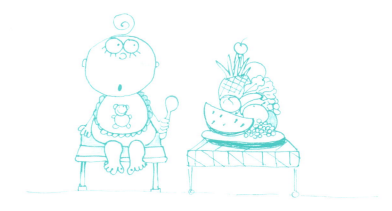

Sete de março – domingo

Eu e a minha mãe fomos à casa da minha avó Mariana. Sabe aquela brincadeira de mostrar a mão para ver o sexo? Não? É assim: você distrai uma grávida e pede para ela mostrar a mão. Se ela mostrar a palma da mão, é uma menina. Se ela mostrar o dorso, é um menino. Isso não tem nada de científico, mas toda vez que alguém fica grávida, o pessoal faz.

A tia Áurea mandou minha mãe mostrar a mão, e ela mostrou as duas! As duas em pose de menina. A tia Áurea ficou muito feliz. Gritava e pulava, dizendo que são gêmeas. Minha mãe voltou a ficar assustada, e diz que isso são só crendices. Além de me chamar de Ângela o tempo todo, a tia Áurea está procurando um novo nome para a minha irmã.

Papai conversa comigo todos os dias... ele está sempre tranqüilo e positivo em relação à minha chegada. Ele também ficou feliz com a história de dois bebês (mas a mamãe, não!).

Quanto mais colorido for o prato de uma gestante, maior a variedade de vitaminas oferecidas ao bebê.

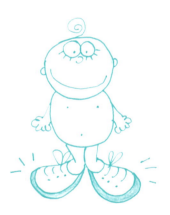

Oito de março – segunda-feira

Segunda-feira, Dia Internacional da Mulher. Hoje eu ganhei o meu primeiro presente de alguém que não seja meu pai ou minha mãe. Quem deu foi a estagiária da mamãe, e é um par de sapatinhos verdes. A minha mãe adorou e disse que foi o primeiro presente que eu ganhei. A outra estagiária estava do lado e, tadinha... ficou muito triste... acho que ela queria dar o primeiro presente, mas a mãe dela disse para ela dar o presente quando eu já estivesse maior.

Nove de março – terça-feira

Hoje fomos para a aula de ioga. A professora sempre faz três mantras do OM*. Neste dia, ela fez os três e depois pediu para que todos fizessem o mantra mais uma vez para mim. Disse que eu era um novo ser que estava chegando e que deveria ser muito bem-vindo. Por isso, pediu para todos recitarem o mantra irradiando paz para mim. Mamãe ficou muito emocionada... tudo o que diz respeito a mim é muito especial para ela.

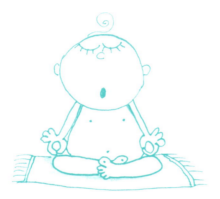

A participação do pai em tudo o que envolve a gestação é de muita importância para a mãe e para o bebê.

Dez de março – quarta-feira

A outra estagiária da minha mãe ligou, dizendo que ela havia achado uma loja onde vendia CD do Mozart (ela ficou ligando para várias lojas até encontrar). Ela, a minha mãe e eu fomos buscar o CD. Tinha oito CDs diferentes. Minha mãe ouviu o primeiro e gostou muito. Todos os CDs eram muito caros e minha mãe entendeu por que não se acha CD do Mozart com facilidade por aqui. Mesmo assim, eu ganhei o meu. Quando chegou em casa, o meu pai disse que este não é um CD para botar e ficar andando por aí. É para deixar tocar e ler um livro ou fazer carinho em mim, para eu poder aproveitar bastante.

---

* Som sagrado utilizado antes ou depois de cada mantra (verso com função contemplativa).

Onze de março – quinta-feira

Aniversário da minha mãe! Por isso nós acordamos bem cedinho e fomos tomar café lá na casa da minha avó Mariana. Chegando lá, eu ganhei o primeiro presente dela. Era uma toalha bordada "sou da vovó". Quando chegamos lá é que eu soube que a estagiária que me deu o sapatinho foi espraguejada pela minha avó. A tia Marcinha disse que outro dia, quando a minha mãe falou do meu primeiro presente, a vovó só falava assim: "Eu comprei primeiro o presente, mas eu estava bordando...". A tia Márcia aproveitou e ainda disse para a minha avó que a Sandra (ela é uma tia da mamãe) iria trazer um presente para mim no sábado e que era para ela se apressar caso não quisesse que seu presente fosse o último. Então, a minha avó ficou acordada a noite toda, bordando a toalha, para que hoje meu presente estivesse pronto. De noite, a tia Sandra ligou. Ela deu o primeiro palpite de que eu sou menino.

Enjôos são comuns nas primeiras 12 semanas de gravidez. Para evitá-los, faça refeições leves e mais freqüentes.

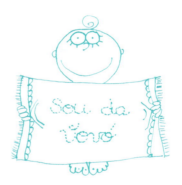

Doze de março – sexta-feira

Hoje eu fiz a minha mãe ter enjôo. Ela ficou o dia inteiro com a boca cheia de saliva, mas não foi um enjôo muito grande, porque eu sou um bebê muito comportadinho. A nutricionista ensinou a mamãe que para evitar enjôos não se deve tomar líquido de manhã, antes de pegar o metrô. Ela deve comer coisas sólidas, em pouca quantidade, de duas em duas horas. Aí, quando o enjôo passar, ela pode beber alguma coisa. Os líquidos devem ser evitados antes de se entrar em algum meio de transporte, porque se ficar muito líquido no estômago, o movimento do veículo faz com que o líquido fique "andando" de um lado para o outro, contribuindo para a sensação de mal-estar.

Treze de março – sábado

Hoje eu faço sete semanas. Fui ao shopping passear com meus pais. A barriga da mamãe não cresce de jeito nenhum. Não sei por que ela fica tão ansiosa assim. Toda grávida quer que junto com o teste positivo venha uma barriga grande de brinde – isso no início da gravidez, porque no final elas ficam querendo que a barriga pare de crescer.

Espero que a mamãe não engorde muito. Mesmo sabendo que existe uma fase de gulodice na gravidez, eu vou querer que a mamãe coma alimentos saudáveis, para que eu possa crescer melhor. Além disso, não custa lembrar que o exemplo é a melhor forma de ensinar. Então, se ela quiser que eu coma de tudo quando eu crescer, tem que ser coerente e começar a me ensinar desde já.

Estou me tornando um modelo fotográfico. Toda semana eu tiro várias fotos, para acompanhar (ou imaginar!) o crescimento da barriga. Vou ter um álbum muito legal. Isso também vai ajudar para que, depois de nascer, eu veja o quanto fui amado e esperado pelos meus pais, e também para ter lembranças desse período tão importante da minha vida.

Não faça do aumento de apetite uma oportunidade para comer alimentos inadequados. A alimentação saudável é fundamental para a saúde da mãe e do bebê.

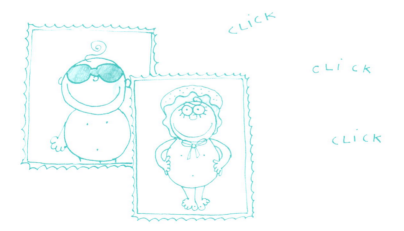

Quatorze de março – domingo

Mamãe sabe que é importante cuidar do corpo dela para que, após o meu nascimento, ela volte à forma física ideal. Por isso ela está sempre passando um creme hidratante ou um óleo de amêndoas na barriga e no seio. Mas ela não passa creme na parte escura do mamilo, porque afina a pele e depois, quando eu for mamar, vai ficar mais fácil surgirem rachaduras. Além disso, ela sabe que quando se mexe no bico do seio é estimulada a produção de ocitocina, que é um hormônio muito importante para ajudar o útero a contrair. Esse hormônio ajuda muito na hora do parto e também ajuda a barriga a voltar para o lugar depois que eu nascer. Mas se a produção desse hormônio for estimulada agora, o útero pode ficar se contraindo e acontecer um aborto espontâneo. Por isso, não é indicado ficar mexendo no bico do seio nessa época.

Hoje foi a comemoração do aniversário de 28 anos da mamãe e da tia Áurea. A tia Sandra estava lá e como ela aposta que são dois na barriga da mamãe, disse que o nome dos bebês são João e Janaína.

O uso de creme hidratante ou óleo de amêndoas na barriga e nos seios é aconselhável. Apenas evite passar no mamilo.

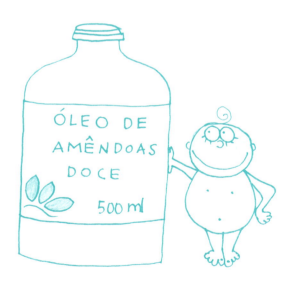

Quinze de março – segunda-feira

A mamãe chegou trazendo um presente pra mim. Foi um presente da Daise, uma assistente social que trabalha com ela. O presente estava fechado porque a Daise disse que só o papai poderia abrir o presente. Quando o papai chegou em casa, a mamãe correu para avisá-lo. O papai adorou o presente, disse que era um par de sapatinhos lindos, os mais bonitos de todos que ele já viu. Isso tudo só porque nos sapatos estava escrito "amo papai". Vê se pode?!

Hoje os meus pais resolveram separar uma parte do armário para mim. Já estava mesmo na hora! Eu já tenho muitos presentes e tenho que guardar todos eles, principalmente o tal sapatinho "amo papai". Acho que vou sair da maternidade com ele.

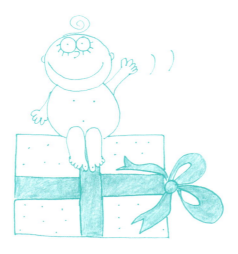

O apoio da família aumenta o sentimento de confiança da gestante e é fundamental para a construção da identidade da futura mãe.

Dezesseis de março – terça-feira

Hoje o chefe da minha mãe me deu um presente: um lençol. Bem, foi a esposa dele que entregou (ele deve ter achado que assim era politicamente correto). O lençol é verdinho, porque ainda ninguém sabe se sou menino ou menina. Minha mãe falou sobre o lençol para a minha avó Mariana, e ela disse que já tinha comprado um travesseiro e cinco cueiros. Meus pais vão ter que comprar logo o meu armário, porque o guarda-roupas deles não vai ser suficiente para guardar todos os meus presentes.

Dezessete de março – quarta-feira

Hoje o meu pai foi ver uma girafa de pelúcia para mim, mas ele só achou rosa e azul, e resolveu não comprar. É claro que ele e a minha mãe acham que esse negócio de cor não tem nada a ver. Mesmo assim, eles preferem esperar para saber o meu sexo e aí comprar as minhas coisas.

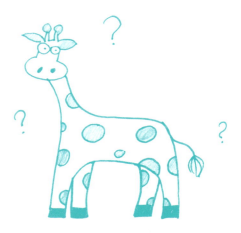

A ultra-sonografia mostra detalhes importantes sobre a saúde e o desenvolvimento do bebê.

Dezoito de março – quinta-feira

Todos precisam ter calma com a mamãe. Ela está irritada com tudo. Isso é natural por causa dos hormônios. Também são os hormônios que estão fazendo a barriga dela ficar mais cabeluda e o cabelo mais oleoso. De noite, ela não conseguiu dormir. Amanhã vamos fazer a minha primeira ultra-sonografia. Nesse exame eles verão se eu estou alojado no útero da mamãe (como deve ser) ou se estou nas trompas. Também vai ser possível ver meus batimentos cardíacos. Papai e eu estamos calmos, mas a mamãe está à beira de um ataque de nervos! Acho que trabalhar em um hospital de crianças especiais também estimula todos estes medos. Mas tudo vai dar certo.

Dezenove de março – sexta-feira

Mamãe foi trabalhar com as olheiras mais pretas deste mundo. O dr. Paulo disse para ela não ficar impressionada, pois os casos de bebês que têm problemas sérios, como os que ela vê no hospital, são menos de 0,1%. Ela disse que sabe disso, mas não consegue parar de ficar nervosa. De noite, meus pais fizeram a ultra-sonografia e me viram pela primeira vez. Meu coração estava batendo forte (150 batimentos por minuto) e foi muito legal. Eles gostaram muito de mim (meu pai deixou uma lágrima rolar). Gravaram a minha primeira aparição e vão gravar todas as ultra-sonografias para me verem crescendo. Também já fiquei um pouco mais velho: o médico disse que eu tenho sete semanas e dois dias, mas, pelos cálculos da mamãe, eu só tenho seis semanas e seis dias. Pelo visto eu vou acabar nascendo em maio!

Mamãe ficou feliz porque está tudo normal comigo. Eu estou medindo 11 milímetros e estou bem implantado no útero da mamãe. Ela também está aliviada porque o exame confirmou que sou um bebê só.

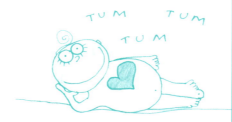

Especialmente durante os três primeiros meses, quando os órgãos do bebê estão se formando, a gestante deve evitar qualquer tipo de medicamento não prescrito pelo obstetra.

Vinte de março – sábado

Minha mãe sonhou comigo. Eu era um menino. Ela e o meu pai estavam me vestindo, mas a minha mãe queria fazer tudo com tantos cuidados que acho que vou ter que explicar para ela que a superproteção não é boa para nenhuma criança. Já o meu pai queria fazer tudo do jeito dele. Vejo vantagens nisso: como os meus pais pensam diferente, eles vão conseguir achar um equilíbrio para cuidar de mim.

Faço hoje oito semanas, e pareço uma "virgulinha". A minha cabeça já está mais volumosa que o resto do corpo, mas a partir de hoje vai ocorrer a diminuição do crescimento da cabeça em relação ao corpo. Muitos dos meus órgãos já estão se formando: cérebro, coluna e brotos de mãos, pernas, pulmões, intestino e rosto.

Vinte e um de março – domingo

Mamãe está sentindo uma cólica bem fraquinha. Depois ela vai perguntar para a médica se isso é normal. Hoje a mamãe leu que é importante para as grávidas usar filtro solar todos os dias, porque diminui o risco daquelas manchas de pele na gravidez, que aparecem principalmente no rosto. Ela já foi comprar um bloqueador solar, porque o corpo dela vai passar por muitas transformações, e as manchas no rosto não serão bem-vindas neste momento.

Para prevenir manchas na pele, principalmente no rosto, recomenda-se o uso diário de filtro solar.

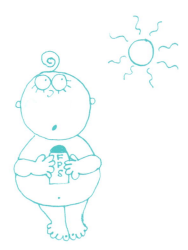

Vinte e dois de março – segunda-feira

A minha mãe ganhou uma medalha de Nossa Senhora do Parto. Foi a Daise quem deu. Minha mãe gostou muito, porque é um sinal de carinho em relação a mim. Hoje mamãe conversou novamente com a nutricionista que trabalha com ela. Ela disse para a mamãe não comer canela em grande quantidade, porque a canela também ajuda a contrair o útero. Mamãe também está começando a ter cuidados especiais com a coluna e as pernas, que costumam inchar durante a gravidez. Por causa disso, ela coloca as pernas para cima todos os dias e observa a postura, pois a coluna vai ser uma parte do corpo muito exigida quando eu estiver bem grandão. Nada de sapatos altos: o ideal é usar só um saltinho.

30

Vinte e três de março – terça-feira

O cabelo da mamãe está ficando branco (mesmo com 28 anos, ela tem muitos fios brancos), mas ela sabe que nessa fase não pode pintar, porque a tintura tem componentes como o chumbo, que podem fazer mal para mim. Alguns médicos liberam o uso de tintas para o cabelo a partir do quatro mês de gravidez, porque os órgãos principais já estarão formados, precisando só amadurecer. Mesmo assim, mamãe não vai pintar. Ela não consegue entender como algo completamente proibido no início da gestação pode ficar inofensivo de uma hora para outra. Algumas pessoas dizem que pode pintar com hena, mas a médica da mamãe disse para não pintar, porque ela viu uma pesquisa que associava o uso da hena a problemas nos rins do bebê.

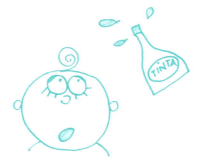

A gestante deve evitar pintar o cabelo. A tintura tem componentes químicos que podem fazer mal ao bebê.

Vinte e seis de março – sexta-feira

Hoje fomos à médica. Minha mãe engordou apenas 100 gramas em dois meses e é a gestante padrão da obstetra. A pressão também está bem. Toda grávida tem que cuidar da pressão arterial, pois a pressão alta pode colocar em risco a vida da mãe. A secretária da obstetra marcou todas as consultas até eu nascer. Uma consulta por mês até o oitavo mês e no último mês, consulta semanal. Mas a mamãe sabe que pode (e deve) ligar para a médica sempre que perceber qualquer coisa fora do normal.

Primeiro de abril – quinta-feira

O padrinho de casamento dos meus pais ligou, perguntou como eu estava e marcou um almoço para o mês que vem. Depois o papai telefonou para outro amigo dele, que ficou sabendo da minha chegada e também mandou os parabéns. Estou ficando importantão! A vovó Mariana mandou abobrinha refogada para mim. Ela quer me ver crescendo saudável.

Exercícios físicos moderados são saudáveis na gravidez, mas devem ser acompanhados por um profissional experiente.

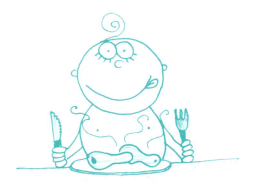

Três de abril – sábado

Hoje faço dez semanas. Meus pais foram comprar algumas peças para o meu enxoval. Minha mãe andou no sol das 8h às 16h30. Foi muito sol. Eles ficaram comprando coisas e pesquisando preços por muito tempo. Depois eles foram ao shopping e minha mãe comeu um pratão. Eu não gostei dessa andança toda, do sol todo e desse monte de comida. Então, resolvi me manifestar e deixei mamãe muito enjoada, cheia de dor de cabeça. Ela chegou em casa muito mal, e depois a mamãe foi vomitar, vomitar e vomitar. O meu pai adorou! Disse que era muito legal a minha mãe estar realmente grávida (afinal, grávida tem que vomitar). Será que ele achava que antes do vômito eu não existia? Para terminar o mico, ele ligou para a vovó Mariana para contar a novidade.

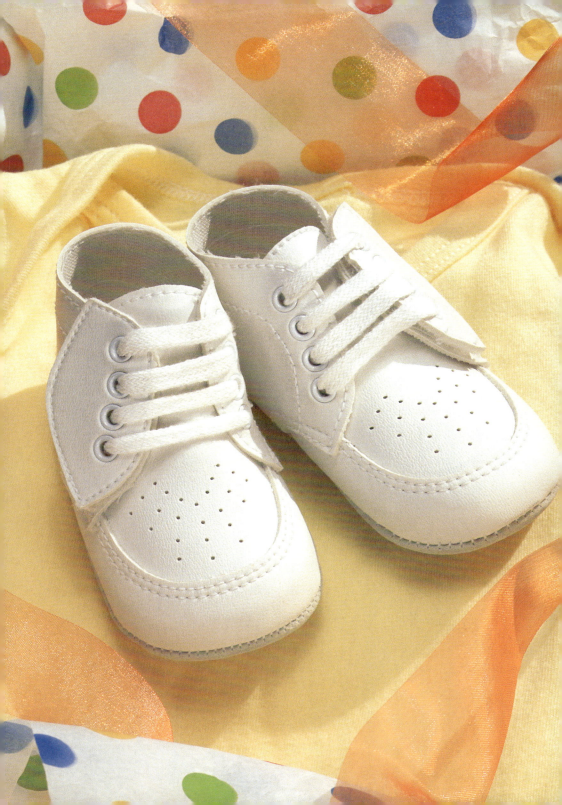

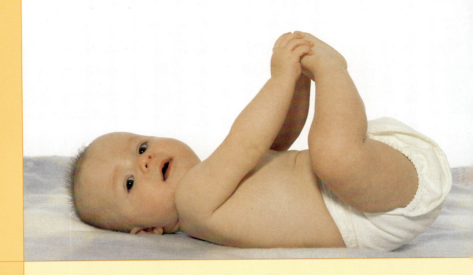
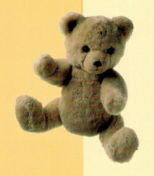

*Tenho em mim
todos os sonhos do mundo.*

Fernando Pessoa

Seis de abril – terça-feira

Minha mãe ganhou lugar no metrô. Ela ficou toda feliz, achando que a barriga já estava bem grande, e resolveu exibir a barriga dela no hospital. Só que não tem barriga nenhuma e o pessoal ficou rindo dela. Primeiro foi a técnica de enfermagem, que olhou e falou que a barriga estava tão grande que ela até achava que eram gêmeos… mas a minha mãe não desistiu. Então ela foi mostrar a barriga para uma médica. A vítima foi a residente (a minha mãe gosta muito dela, porque logo que soube que eu ia nascer, ela se despediu da minha mãe dizendo "Vão com Deus!"; ou seja, já estava me incluindo no pedaço). Mas hoje ela falou: "Aline, sinceramente, não tem muita diferença da minha barriga para a sua". Ainda não conformada com esses comentários, mamãe estava decidida a mostrar a barriga para alguém que dissesse que a barriga dela estava crescendo. Então ela foi mostrar a barriga para o chefe dela. Ele, que tem um barrigão, ficou parado do lado dela, botou a mão na própria barriga e disse: "Realmente, esta sua barriga está muito grande". A minha mãe ficou meio desmotivada e contou que um moço no metrô levantou para ela sentar. Aí o chefe dela disse que o moço deu o lugar por causa da cara dela, e não por causa da barriga. Mamãe desistiu. Parece que só ela vê a barriga crescer!

No início da gestação, por fora as mudanças são sutis, mas por dentro a magia de uma nova vida explode em mudanças grandiosas.

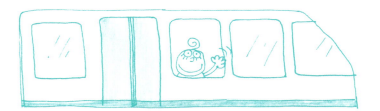

Sete de abril – quarta-feira

Hoje duas enfermeiras disseram que a barriga já está crescendo, mas acho que foi só para agradar a mamãe e melhorar a decepção de ontem.

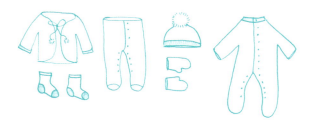

Oito de abril – quinta-feira

Mamãe continua comprando peças para o enxoval. Como ela não sabia o que comprar, ela foi à internet ver o que os sites recomendavam, e foi nas lojas de bebê pedindo listas de enxoval. Nem sei por que ela fez isso, já que comprou tudo a mais do que as listas pediam. Eu mesmo já tive vontade de dizer a ela que não adianta comprar tantas roupas, porque eu já ganhei muitas e vou ganhar ainda mais depois que nascer.

Por outro lado, existem algumas coisas que ninguém põe na lista e eu vou precisar. Quer ver? Em que lista você já viu pedirem tesourinha de unha? E mosquiteiro de carrinho? Pasta para colocar os meus documentos, alguém já viu em alguma lista? Protetor de tomadas, consta em algum enxoval? Tudo isso é necessário e a mamãe vai providenciar. Ela também separou o telefone da farmácia que entrega em domicílio, que vai ser muito útil depois que eu nascer.

Por falar em farmácia, a mamãe também vai providenciar toneladas de pomadas para assadura e muitas fraldas. Aliás, tem que ter cuidado com as fraldas de tamanho P, porque eu posso nascer grande, crescer depressa e não usar essas fraldas. Na farmácia, ela e meu pai compraram um sabonete líquido com hidratante para que os adultos lavem as mãos antes de virem falar comigo. Compraram também um gel anti-séptico que serve para limpar as mãos quando não for possível lavá-las. Mas como a mamãe trabalha em hospital, já avisou o papai: o álcool e o gel anti-séptico são para situações excepcionais, já que o melhor mesmo é usar água e sabão para lavar direitinho as mãos.

O pré-natal pode ser feito por um médico particular ou em postos de saúde, onde a gestante terá consultas regulares até o final da gestação.

Dez de abril – sábado

Faço hoje onze semanas. Estou crescendo e meus órgãos estão bastante amadurecidos. Já tenho braços e pernas formadinhos e meus dedos estão separados, mas meus pais ainda não sabem disso porque não me sentem mexendo.

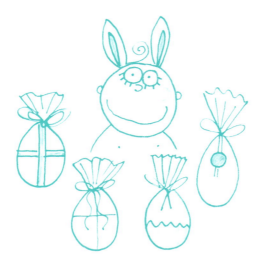

A gestação é um período de grandes transformações físicas, psicológicas e, sobretudo, emocionais.

Onze de abril – domingo

Páscoa! Mamãe comeu demais na casa da vovó. Tudo estava muito bom! Depois a consciência ficou um pouco pesada, mas a comida e os bombons estavam deliciosos. Como a mamãe é muito regrada na alimentação e dá preferência aos legumes, frutas e vegetais, comer um chocolatinho uma vez na vida não vai fazer mal. Só não pode fazer isso sempre.

Treze de abril – terça-feira

Minha mãe andou de metrô e passou um pouco mal. Aí sentou uma mulher que não cheirava bem do lado dela. A mamãe não queria levantar, porque não agüentava ficar em pé, mas também não queria ficar sentada ali porque o enjôo ia piorar. Como não tinha outra alternativa, ela acabou ficando ali mesmo. Chegando no hospital, ela vomitou todo o café da manhã... Sabe como é, eu sou comportadinho, mas se me tratar mal eu faço pirraça!

Quinze de abril – quinta-feira

Estava tudo bem, eu tinha a ultra-sonografia marcada para o dia seguinte. Aí a minha mãe acordou de madrugada e não conseguia mais dormir. O papai, em vez de ajudar, resolveu piorar tudo. Disse que o trabalho estava sugando a mamãe, que ela ficava assim porque trabalhava lá, que ela considerava a vida de todo mundo mais importante do que a dela e que ela tinha que se preocupar comigo... aí foi só aborrecimento! Ela ficou muito chateada e não dormiu de jeito nenhum. Como ela só ia trabalhar de manhã, resolveu nem ir e ficou com a cara emburrada para o meu pai.

De tarde eles foram me ver. Ficaram todos felizes porque eu já estou todo formadinho, me mexendo todo, e tudo está muito bem comigo (mais uma lágrima do meu pai rolou). A segunda ultra-sonografia é a coisa mais legal do mundo! No primeiro exame eu parecia um broto de feijão, mas agora já sou uma criança perfeita, com todos os detalhes. Já tenho 46,4 milímetros.

Fui fazer também um exame chamado translucência nucal. Os médicos avaliam a nuca, o osso do nariz e o osso da perna, para identificar se existe alguma malformação ou risco para mim. Todos os exames dizem que está tudo bem comigo. A médica disse que a idade da minha mãe ajuda ainda mais. Tudo foi gravado, eu já estou com quase meia hora de filme (isso é que é ser uma celebridade!). O papai levou a fita para a minha avó e o meu avô verem. Fiz o maior sucesso!

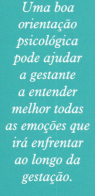

Uma boa orientação psicológica pode ajudar a gestante a entender melhor todas as emoções que irá enfrentar ao longo da gestação.

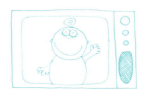

Dezessete de abril – sábado

Meu aniversário! Hoje faço 12 semanas. Finalizei o período embrionário e começo agora o período fetal. Poucas foram as percepções visíveis no corpo da mamãe, mas internamente eu já tive as minhas maiores transformações. Boa parte dos meus órgãos já está definida, mas todos eles precisam amadurecer e crescer para que eu possa sobreviver. Estou começando a definir os meus órgãos genitais externos. Em breve meus pais já poderão saber se eu sou Gabriel ou Gabriela. Mamãe me chama de Gabriela, mas quando isso acontece o papai não gosta. Ele diz que se eu for um menino eu vou ficar chateado com isso. Por isso, quando ele fala comigo, me chama de "neném".

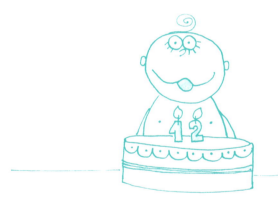

Uma gestação requer muitos preparativos; é hora de arrumar a casa inteira para receber este ilustre convidado: o bebê.

Dezenove de abril – segunda-feira

A minha mãe, o meu pai e eu fomos à paróquia do padre Niraldo. Ele me deu a bênção da barriga e desejou um bom parto para a minha mãe. Todo mundo ficou muito emocionado.

Vinte e quatro de abril – sábado

Hoje foi um sábado ensolarado e fomos para um almoço na casa do padrinho de casamento dos meus pais. Quando estávamos no meio do caminho, eu não gostei daquela chacoalhada do ônibus e resolvi me manifestar. A minha mãe vomitou pela janela. Aí ela vomitou de novo e o moço de trás fechou a janela para não espirrar (mais) em cima dele. Meus pais desceram do ônibus e a minha mãe vomitou de novo na calçada. Ela foi andando e vomitou na banca de jornal. Então eles foram à padaria pedir um banheiro e a minha mãe vomitou na lixeira da padaria. A balconista não quis deixar nenhum dos dois entrar no banheiro (imagine as condições sanitárias daquele lugar!) e disse para a minha mãe lavar a boca na pia onde se lava o copo dos fregueses (argh!). Aí resolvemos voltar para casa.

De noite, a vovó Mariana veio aqui. Tinha que ver a cara dela quando viu a ultra-sonografia pela TV! Ela também acha que eu sou um menino. Meu pai tirou mais fotos da barriga da mamãe; afinal, já são 13 semanas. A barriga da mamãe ainda não cresceu nadinha e ela está um pouco incomodada com isso. Mas tem que ter paciência e esperar. Pode deixar comigo, quando eu descobrir como se faz para crescer, vou crescer sem parar.

Consulte seu médico se notar que os enjôos são muito fortes e freqüentes. Em geral, as náuseas começam a passar após as 12 primeiras semanas.

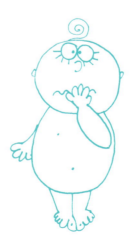

Vinte e sete de abril – terça-feira

Papai, mamãe e eu fomos à médica. Ela continua dizendo que a minha mãe é a gestante modelo, porque ela é muito organizada, come tudo, toma todas as vacinas e só engorda 200 gramas a cada consulta. Ela pediu uma ultra-sonografia para saber se eu sou menino ou menina.

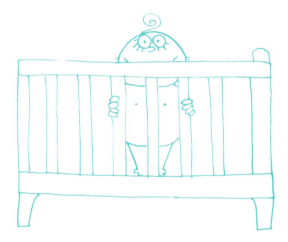

Para a maioria das gestantes, os enjôos ocorrem sempre nos mesmos horários; geralmente, estão associados a cheiros de comidas ou perfumes.

Vinte e nove de abril – quinta-feira

Hoje chegaram o meu armário, o meu berço e o carrinho. Meus pais resolveram comprar um berço grande, para eu poder usar bastante. Mas vou ter que conservar direitinho, porque a mamãe já avisou que quando não servir para mim, ela vai dar para outra criança que estiver precisando.

Primeiro de maio – sábado

Dia do trabalho. Eu fui com os meus pais a um clube. É que hoje teve um campeonato de futebol (ruins X péssimos). O meu pai disse que não importa se serei menino ou menina, ele vai me ensinar a jogar bola quando eu estiver crescido. Hoje faço 14 semanas. Parabéns para mim!

Devido a mudanças hormonais, a gestante tende a ficar emotiva e melindrada com muita facilidade.

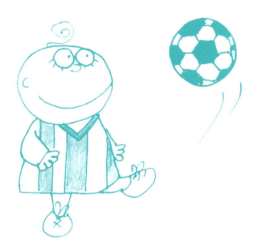

Três de maio – segunda-feira

A mamãe tinha que fazer um exame de sangue e precisava ficar 12 horas sem comer nada. Ela acordou com fome às 3h30 da manhã e não conseguiu dormir até as 5h. Quando conseguiu dormir, ela sonhou que estava chupando laranja. Ainda bem que era só um sonho, imagina ter que ficar mais um tempão sem comer?

Cinco de maio – quarta-feira

Mamãe chegou em casa rindo muito. É que lá no hospital tinha um menino, de mais ou menos quatro anos de idade, esperando para fazer uma cirurgia. Quando a mamãe passou, ele perguntou se ela tinha algum brinquedo para emprestar. Como a mamãe disse que não tinha, o menino perguntou se ela não tinha filho. Mamãe disse que tinha e falou que eu estava na barriga dela. Então ele olhou para ela e falou "Hum... mas você não está gorda...". Aí a minha mãe teve que explicar que eu ainda sou muito pequeno.

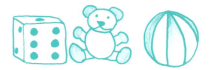

Sete de maio – sexta-feira

Meus pais foram fazer compras comigo. Nos primeiros meses, a mamãe só deixava colocar no carrinho frutas e legumes. Agora a mamãe já está menos radical e o carrinho ficou cheio de coisas gostosas. Tudo isso com o maior apoio do papai. Mamãe ainda continua muito dorminhoca, mas tem que ter muita técnica para dormir. Para as grávidas, o melhor é dormir do lado esquerdo, porque isso facilita o fluxo sangüíneo para nós, os bebês.

Como estou chegando e já tenho minhas próprias opiniões, mamãe não pode nem pensar em dormir de barriga para baixo que eu deixo a barriga dela durinha. Mesmo se for para dormir de lado, quando a mamãe vira e me incomoda eu faço os meus protestos. Aí ela entende e fica de um jeito em que eu esteja confortável. Nesses últimos dias, eu tenho tido menos fome de madrugada e a minha mãe tem conseguido dormir as noites inteiras. Mas essa moleza é só até eu nascer. Aí todo mundo vai ter que acordar à noite.

Elogios são importantes para a imagem que a gestante faz de si mesma e de sua condição de futura mãe.

Nove de maio – domingo

Dia das mães! Logo cedo o papai acordou a mamãe com muitos beijos (porque eu ainda não posso beijar). Aí nós fomos almoçar na casa da vovó Mariana e ela deu um cordão para a minha mãe. A tia Marcinha deu um sachê e a vovó Enir deu um porta-retrato de gatinho, para colocar as minhas fotos.

Doze de maio – quarta-feira

Os órgãos genitais de um bebê com 14 semanas já estão bem desenvolvidos. O sexo pode até ser detectado pelo exame de ultra-som.

Fomos fazer outra ultra-sonografia, para saber se estava tudo bem e para saber se eu sou menino ou menina. A mamãe fez uma pesquisa lá no trabalho dela para ver se o pessoal adivinhava. Não deu para chegar a nenhuma conclusão, porque as opiniões ficaram meio a meio. A minha mãe chegou um pouquinho atrasada e ficou esperando um tempão, porque a chata da atendente deixou a moça que chegou depois da gente passar na nossa frente. A minha mãe ficou irritada, o meu pai também ficou e também as minhas tias que foram lá me ver. Mas na hora que foi para entrar e que todo mundo me viu, todos esqueceram essa longa espera.

A médica disse que eu estava em uma posição boa, que dava para ver direitinho o sexo e adivinhem... Eu sou uma menina!!! Agora, quando alguém se referir a mim, já pode falar no feminino. O meu nome vai ser mesmo Gabriela (a médica até escreveu no exame). Já tenho 116 gramas e 12 centímetros. Estou com os órgãos formadinhos, minha coluna, o fêmur, a bexiga, o cerebelo... tudo bem bonitão. O colo do útero da mamãe está bem fechado e eu posso ficar ali com segurança. A minha mãe ligou para a vovó Mariana para contar a novidade. Ela sempre dizia que eu era um menino, mas quando a mamãe disse que eu sou uma menina, ela disse que lá no fundo já sabia disso. Que cara de pau! Mas ela adorou saber que eu sou uma menina. O meu pai ligou para os parentes dele que moram em Minas Gerais e todos ficaram felizes por lá também.

No sábado meus pais vão sair para comprar coisas de menina para mim.

Mamãe correu para a internet e mandou e-mails para todo mundo, para avisar que eu sou menina. (É claro que ela também resolveu dizer que eu sou a cara dela.)

Treze de maio – quinta-feira

Hoje chegaram muitos e-mails de boas-vindas para mim. Quer ver?

"PARABÉNS ALINE E JURANIR,
Estou muito contente com a notícia!!!! Agora é muito laço, fitas, brincos... e alegria.
Beijos, Luciana"

"Eu estava com toda a razão, lembra?
Felicidades para Gabriela.
Por que vocês escolheram esse nome?
Depois escrevo com mais calma...
Débora Costa"

"Oi, amiga:
ESTOU SUPER FELIZ por você e pela GABI (Viu? Já somos íntimas!) Agora, me diz que novidade é essa da medicina que já desenvolveu um ultra-som capaz de identificar feições? (rsrsrsr) Desejo toda a felicidade do mundo para vocês duas, e que a Gabi tenha toda vivacidade e inteligência da mãe e a sensibilidade artística do pai... Um beijão pra vocês três (afinal de contas, vamos lembrar um pouquinho do Juranir).
Ana Cláudia"

"Adorei a notícia!!!
Parabéns pela
GABRIELA.
Um beijo
Ludmila"

Como dá para ver, já sou um sucesso! Hoje, na aula de ioga, a minha mãe falou para a Cláudia que ela acertou. (A Cláudia é uma pessoa sensitiva e afirmou, no comecinho da gravidez, ter visto que eu era uma menina e já tinha até o nome escolhido pelos meus pais.). Quando a minha mãe falou isso, ela disse que sempre via uma menina na aula de ioga com a minha mãe.

Depois a mamãe foi fazer um exercício com a perna. Aí a perna dela doeu e ela comentou isso com a professora. A Cláudia disse que eu estava do lado da minha mãe e falei: "Hum... isso é por causa do sapato que ela usa e que dá dor aqui, ó (na perna)". É verdade que a minha mãe sentia dor na junção da perna com o quadril, mas ela não tinha falado para ninguém e nem sabia o que era. Como eu sou muito inteligente, eu já falei. Agora a mamãe vai mudar o sapato. A Cláudia disse também que eu tenho o cabelo cor de mel e os olhos castanhos. Vamos ver...

A ultra-sonografia morfológica mostra se os órgãos estão se desenvolvendo como deveriam.

43

Quatorze de maio – sexta-feira

Dia de pré-natal. O meu pai, a minha mãe e eu ficamos esperando a consulta por um tempão. Mamãe está passando óleo de amêndoas todos os dias no corpo todo. Mesmo assim, a médica ficou preocupada, porque a pele da barriga da minha mãe está muito ressecada. Ela disse para a mamãe ir rápido ao dermatologista, senão a barriga dela ia ficar cheia de estrias. A pressão da minha mãe estava oito por cinco (o normal é doze por oito), mas a médica disse que se ela estivesse se sentindo bem, não tinha problemas.

Como mamãe estava com princípio de anemia, a médica passou complemento vitamínico para ela tomar no intervalo das refeições. Saímos dali direto para a dermatologista. Ela receitou um creme para a mamãe passar na barriga e disse para ela não tomar banho muito quente, pois isso não faz bem para a pele.

Durante a gravidez, informe-se sobre um pediatra de confiança para cuidar da saúde do seu bebê.

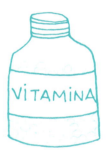

Dezesseis de maio – domingo

A mamãe recebeu outro e-mail de sua amiga Débora. Ela dava dicas para eu crescer com saúde. Nesse e-mail, ela deu um conselho muito importante para a mamãe: que é para ela não dar ouvidos a tudo o que dizem. Isso porque todo mundo gosta de dar palpites para uma grávida. Uns dizem para cobrir a criança, outros para descobrir. Uns dizem para dar mamadeira, outros para dar o peito. O mais importante para uma nova mãe é se informar muito durante a gravidez para já tirar o máximo de dúvidas possíveis e escolher um profissional de confiança para cuidar do seu bebê. Depois disso, a mãe tem que ouvir o seu próprio coração. É ele que vai dizer o que fazer e orientar sobre quando é necessário pedir ajuda à pessoa em quem ela confia.

Dezenove de maio – quarta-feira

A mamãe foi trabalhar arrasada. Isso porque desde anteontem eu faço ela acordar para comer de madrugada e não deixo mais ela dormir. O chefe dela disse que ela está ficando "acabadinha", mas a mamãe não ficou triste, pois sabe que é brincadeira. Todo dia ele chega para ela e diz que trouxe iogurte ou qualquer outra coisa, e sempre pergunta se ela quer. Todos lá no hospital têm um carinho muito grande conosco.

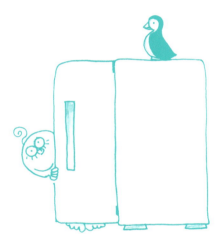

Leitura, exercícios leves e banho morno antes de deitar ajudam a gestante a pegar no sono mais facilmente.

Vinte e um de maio – sexta-feira

O papai disse que há duas semanas ele não consegue dormir de barriga para baixo. Sabe como é, ele está grávido também. Eu e a mamãe temos que cuidar muito bem dele... Ele fala comigo todos os dias e quando eu acordo à noite, ele tenta me colocar para dormir. Isso é que é um paizão!

Vinte e cinco de maio – terça-feira

Mamãe está com dor de barriga, por causa do remédio para a anemia que a médica receitou (o sulfato ferroso às vezes faz isso). Mamãe vai ligar para a médica para ela passar outro remédio. Hoje a coisa estava crítica, tanto que a mamãe chegou em casa e correu direto para o banheiro, o que fez o papai levar o maior susto. Ela saiu de lá mais branca do que a neve. Quando isso acontece, eu fico durinha na barriga dela.

Há médicos que receitam suplemento de ferro para todas as gestantes. Consulte seu médico sobre isso.

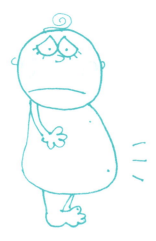

Vinte e seis de maio – quarta-feira

Hoje, quando o papai estava em casa, a mamãe ligou pedindo folha de goiabeira, goiaba, suco de caju e farinha. Pelo jeito, a situação da mamãe está dura. Ou melhor, está mais mole ainda!

Por causa disso a mamãe ligou para a médica, que suspendeu o remédio e disse que quando nós formos à próxima consulta, ela vai passar um outro complemento que não tenha esses efeitos colaterais.

Vinte e sete de maio – quinta-feira

Acabou a dor de barriga da mamãe. Graças a Deus.

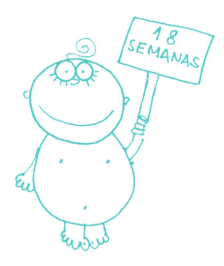

A gravidez começa a ficar visível a partir da 16ª semana. A gestante precisará, então, de roupas mais folgadas.

Vinte e nove de maio – sábado

Hoje faço 18 semanas e finalmente já aparece uma barriguinha na mamãe. Mas quem vê não consegue ter certeza se a barriga é de gravidez ou se é de gordura mesmo. Mas a mamãe sabe que, em breve, estarei aparecendo para todos.

Trinta e um de maio – segunda-feira

De madrugada, a mamãe acordou assustada comigo, porque eu estava durinha na barriga dela e não voltava ao normal. Ela ficou muito, mas muito preocupada mesmo, pensando que estivesse acontecendo alguma coisa comigo. De manhã ela foi para o trabalho e de lá ligou para a dra. Yara, que mandou ela voltar para casa, tomar um remédio e repousar. De tarde fomos dormir e a barriga ficou molinha, 100% ao gosto da mamãe. Aí ela ficou mais tranqüila.

Com aproximadamente 18 semanas, o bebê já se mexe bastante. A mãe tem a sensação de que o bebê está dando cambalhotas dentro de sua barriga.

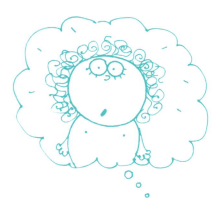

Dois de junho – quarta-feira

Hoje a mamãe sonhou comigo. Nos sonhos dela eu sempre tenho cabelos e olhos castanhos. Acho que é porque o papai é loiro e tem olhos azuis, e a mamãe tem medo que eu nasça igual a ele, sem as características dela. Isso é uma preocupação só da mamãe, porque a minha avó materna já explicou que se eu tiver olhos azuis é por causa dela e que se eu tiver cabelos loiros é porque a tia Marcinha nasceu loira (ou seja, não importa com quem eu me pareça, minha avó vai achar que eu só me pareço com a família da mamãe). Papai diz que para ele tanto faz, e posso nascer do jeito que quiser.

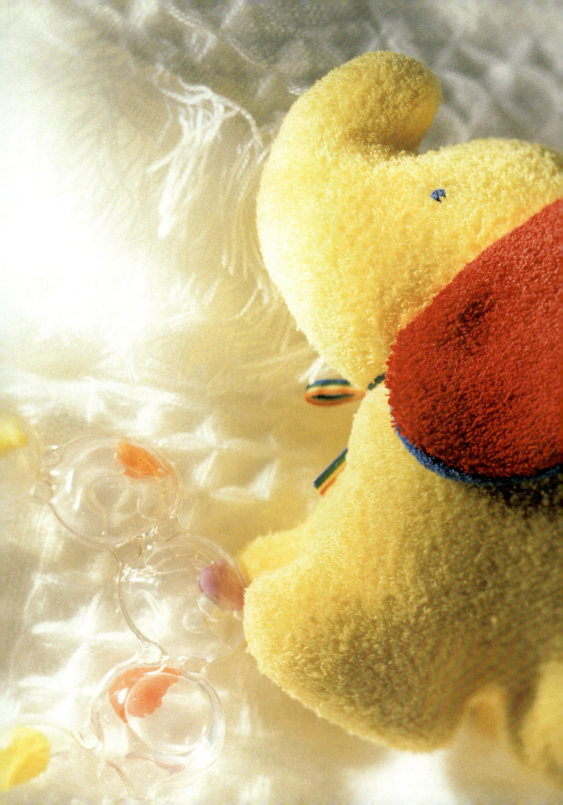

*Todas as flores do futuro
estão nas sementes de hoje.*

Provérbio chinês

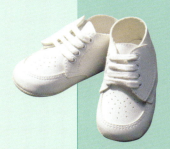
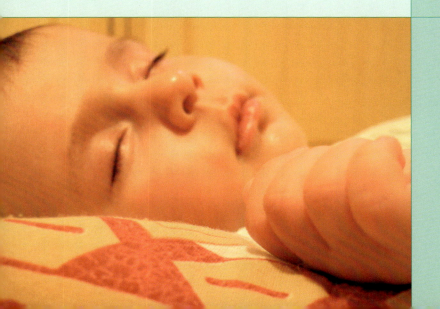

Quatro de junho – sexta-feira

O papai sonhou que mordia a minha bochecha, mas a mamãe explicou que quando eu for bem novinha, não vai poder me beijar no rosto e nem me morder, para eu não ficar cheia de bolinhas (não sei se isso é só crença popular, mas o fato é que a mamãe não vai deixar ninguém me beijar logo que eu nascer). À noite, fui com o papai e a mamãe no shopping. Ficamos andando bastante e chegamos em casa depois das 21h. Mas como foi tudo tão legal, eu não reclamei nem um pouquinho. Até gostei da bagunça.

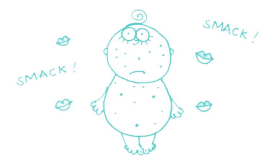

Seis de junho – domingo

As minhas tias vieram aqui em casa e comemos muito. Depois a minha mãe se pesou (55 quilos) e ficou desesperada... Mas ela está tão magrinha!

À noite, estava muito frio. Então, quando a mamãe foi deitar, o papai ligou o secador de cabelos debaixo do cobertor para ficar quentinho. Mamãe adorou e eu também. Eu comecei a me mexer lá dentro. Aí a minha mãe chamou o meu pai e eu dei três chutes para ele. A mamãe estava na maior expectativa para eu me mexer. Isso porque ela andou conversando lá no hospital e as pessoas disseram para ela que é mais ou menos nessa fase que a mulher começa a sentir a criança se mexer. Até agora a mamãe sabia que eu me mexia porque ela tinha visto pela ultra-sonografia, mas ainda não tinha sentido a barriga mexer. Papai ficou muito emocionado. Ele gostou muito de me sentir assim, materialmente (porque no coração ele já me sente há muito tempo).

Com 20 semanas, os músculos dos braços e das pernas estão bem desenvolvidos, e o bebê os exercita bastante. Há períodos de atividade nos quais a mãe sente os movimentos.

Oito de junho – terça-feira

Estava tudo preparado para o pré-natal. Aí a médica ligou e remarcou a consulta para o dia 18, porque ela fez um parto a noite toda. A mamãe não se importou com isso, porque quando for o meu parto a médica vai ficar acordada a noite toda também (mas só se eu nascer à noite, porque a minha mãe e o meu pai estão me convencendo a nascer durante o dia, está muito perigoso para a gente sair por aí de madrugada). Como a gente vai fazer um exame no dia 16, nós já vamos voltar lá com os resultados.

A gravidez é um período importante de apoio e identificação entre as mulheres, em que cada uma revive sua própria gestação, dando dicas e conselhos.

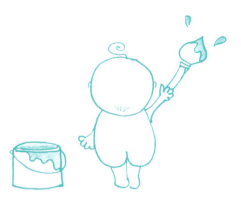

Dez de junho – quinta-feira

Fe-ri-a-do (eu ainda não sei bem o que isso significa, mas já estou adorando essa palavra!). O meu pai fez umas pinturas lindas na parede do meu quarto. Mamãe olhou para ele, fazendo tudo com muito cuidado, e viu que cada família tem um jeito de receber bem uma criança. Algumas famílias guardam para o bebê algum objeto (uma manta, um vestido ou uma touquinha) que a avó usou, o pai usou e a criança também usa. Aqui em casa, os meus pais acham que para me receber bem eles têm que fazer alguma coisa com as próprias mãos. Tem que ser algo muito bonito e muito bem feito, pois é um sinal de dedicação comigo. Por isso, o papai está pintando desenhos nas paredes e a mamãe está fazendo bordados.

Onze de junho – sexta-feira

À noite, eu resolvi bagunçar o coreto do papai. Ficava me mexendo um tempão. Aí a minha mãe chamava o meu pai para ver e eu parava. Ele ficava esperando e eu não me mexia. Então ele tirava a mão e eu me mexia de novo. Ficamos assim por um bom tempo, e o papai só sentiu eu me mexer uma vez. Mas ele não ficou triste. Ele sabe que eu estou só fazendo arte.

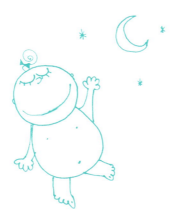

Por volta da 20ª semana, o bebê chupa o dedo polegar, praticando os movimentos necessários para a amamentação.

Doze de junho – sábado

Hoje fomos comprar tintas de várias cores para terminar de pintar a parede do meu quarto. O papai é o responsável por toda a decoração e está de parabéns. Já está tudo sendo pintado e o quarto está completamente diferente. Ele tem uma vibração boa, um calor, uma energia... tudo muito especial. Mamãe gosta muito disso. Ela disse que eu vou ser muito feliz porque a gravidez dela está sendo muito tranqüila.

Aliás, eu reparei como as grávidas são bem tratadas. Outro dia, nós fomos à casa de um primo do papai e ele trouxe para a mamãe uma cadeira, duas almofadas e um ventilador. Tudo isso só para nós duas ficarmos bem confortáveis. Faço vinte semanas hoje. Estou na metade do caminho. Mais vinte semaninhas e... aqui estarei.

Treze de junho – domingo

Meus pais compraram uma bolsa de urso para mim. A bolsa é azul, para eu não ficar com aqueles preconceitos de que rosa é coisa de menina e azul é de menino. Ora, o mundo é colorido e eu tenho que ser colorida também!

Descanse o quanto puder e faça exercícios de relaxamento. Procure não fazer esforço excessivo e, se possível, deite-se mais cedo.

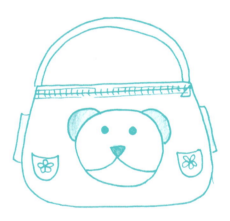

Quatorze de junho – segunda-feira

Mamãe chegou em casa quase vomitando. Ela estava "poliqueixosa", porque nada deu certo. Ela não conseguiu resolver um problema no banco, não conseguia comer direito, veio no metrô cheio... enfim, um dia hororroso! Mas eu não estava nem aí e fiquei brincado de pega-pega dentro da barriga dela.

Quinze de junho – terça-feira

Colocar o bebê para dormir: esse é um assunto que interessa muito a todos os pais e, claro, meus pais estão bastante preocupados em ser eficientes nessa tarefa. Papai comprou dois CDs de cantigas de ninar. Os CDs são ótimos por vários motivos: quando os pais estão muito cansados, a música continua tocando para que a criança possa dormir; como a música é bem tranquila, acalma também os pais, que conseguem se sair melhor nessa atividade.

Essas músicas vão estimular o meu cérebro desde pequenininha, me fazendo ficar mais criativa e começar a falar no tempo certo. Também incentivam meus pais a me embalar em ritmos diferentes, aumentando a minha percepção das diferentes canções e sensações.

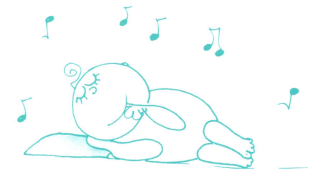

O sono do bebê é um assunto muito importante: um ambiente calmo e uma música suave favorecem o relaxamento e o sono tranqüilo.

Dezesseis de junho – quarta-feira

Estava marcada mais uma ultra-sonografia. Aí, logo de manhã a minha mãe tinha esquecido o jaleco (lá no hospital todos usam o jaleco como equipamento de proteção individual; ele deve ser usado só no local de trabalho e evita que você fique levando bactérias para passear quando o expediente acaba). Ela saiu de casa com um blazer e uma camiseta por baixo. No caminho, o tempo ficou mais firme e o sol ficou intenso. Lá no hospital o ar-condicionado não estava muito forte e estava um pouco quente para ficar com blazer. Mesmo assim, mamãe ficou com o blazer, porque ela está com uns peitões enormes e não fica bem trabalhar em um hospital vestida de "mulher fatal".

No departamento em que ela trabalha, o expediente começa com a visita clínica, que é quando os funcionários do setor observam juntos cada paciente para discutir e definir a conduta a ser tomada em cada caso. Hoje, tinha uma criança com um tumor lá na UTI. Aí o chefe da mamãe, na hora da visita, começou a dar uma aula de cistos e tumores. Coitada da minha mãe, ficou muito impressionada com isso. Aí ela começou a passar mal e saiu de fininho. Quando a mamãe estava saindo, só ouviu um vozeirão assim: "Aliiine, você está passando mal?". Aí não teve jeito, ela teve que falar: "Estou sim, dr. Paulo, mas já vai melhorar". Aí ele explicou que ela não devia ficar impressionada e mandou ela tirar o casaco, só que como a mamãe estava meio sem graça de ficar só de camiseta, ele emprestou seu jaleco e a mamãe trabalhou mais fresquinha.

À noite, fomos fazer uma ultra-sonografia morfológica. Nesse exame são avaliados todos os órgãos internos, ossos, cabeça e coluna vertebral. É um exame muito importante, porque pode detectar se os órgãos estão se desenvolvendo como deveriam. Na hora dos exames, a mamãe viu um negócio preto dentro da minha barriga. Como ela já estava traumatizada com a aula sobre cistos, ela abriu a boca e, assustadíssima, perguntou para a médica: "O que é aquele negócio preto na barriga da minha filha?!" A médica respondeu com toda a delicadeza: "É o fígado!" Aí a mamãe falou: "Ah, bom..." Depois disso, minha mãe ficou mais calma e viu que ela realmente estava um pouco estressada. Eu estou linda. Peso 365 gramas e já estou com 19,5 centímetros. Fiquei me mexendo o tempo todo e por causa disso não deu para ver a minha coluninha direito. A minha mãe e o meu pai vão voltar lá no dia 30 para terminar de fazer a avaliação completa.

As experiências, o ambiente familiar e o amor que o bebê receberá dos pais contribuirão muito para o seu desenvolvimento.

Dezoito de junho – sexta-feira

Fomos ao consultório da dra. Yara. A mamãe, que vinha tão bem, ganhou quatro quilos este mês. Por causa disso (só por causa disso), a médica disse que a mamãe precisa fechar a boca e parar de comer de madrugada. Parar de comer é fácil, difícil é continuar dormindo cheia de fome. Mesmo assim, vamos tentar. O importante é que está tudo bem com a gente.

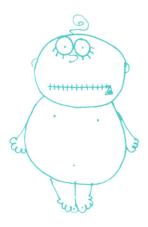

Os estímulos recebidos pelo bebê durante a gestação facilitarão a sua adaptação ao mundo.

Dezenove de junho – sábado

O papai não saiu de dentro do meu quarto e finalmente conseguiu acabar toda a pintura. O quarto ficou muito lindo e colorido – como eu! Já tem até a faixa com o papel de parede. Como faço 21 semanas, além dos retratos semanais que o papai tira para me ver crescendo dentro da barriga, resolvemos também tirar retratos com as pinturas do quarto. Hoje a minha mãe está em dieta light. Comeu frutas, queijo branco e sopa. Vamos nos comportar direitinho para ela não engordar muito e a médica não mandar a gente parar de comer.

Vinte e um de junho – segunda-feira

Acordamos cedo e fomos trabalhar. A mamãe estava com sono, pois não dormiu muito bem durante a noite, tentando me enganar com a barriga vazia. Mas eu sou muito inteligente e não é nada fácil me enganar. Por isso eu protesto:

Coma com moderação bolos, biscoitos, doces e geléias, pois eles têm poucos nutrientes essenciais e podem aumentar o seu peso.

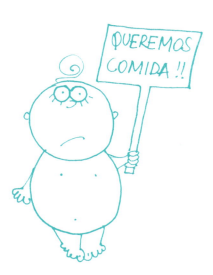

Vinte e três de junho – quarta-feira

Ontem a mamãe me deu biscoito de maisena pela primeira vez. Eu gostei muito e fiquei pulando dentro da barriga dela. Por isso, a embalagem do biscoito se mexia em cima da barriga. O papai adorou!

Vinte e seis de junho – sábado

Hoje, quando nós fomos comprar pão, a moça da padaria disse que a minha mãe estava com barriga de menino. Vê se pode! Ela não entende nada de barriga...

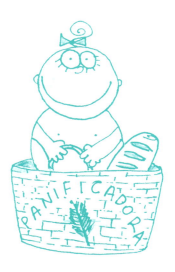

Irritação e distúrbios de humor são freqüentes na gravidez; por isso, é necessário sempre ter paciência com as gestantes.

Vinte e oito de junho – segunda-feira

A gravidez tem uma curiosa combinação entre sono e insônia que deixa a mamãe perplexa. Mesmo com sono e cansaço, eu não deixo a mamãe dormir muito. Afinal, ela tem que se acostumar, pois quando eu nascer ela vai ter que acordar de madrugada para ficar comigo. Por causa disso, eu geralmente acordo de madrugada e fico "minhocando" dentro da barriga.

Nos últimos meses, a mamãe tem ficado muito brava e com certeza muito cansada. Irritação e distúrbios de humor são freqüentes na gravidez, e mesmo sendo mais intensos no início, em alguns casos duram a gestação inteira. Por isso, é necessário sempre ter paciência com as grávidas.

Vinte e nove de junho – terça-feira

A mamãe acordou com muita dor e só conseguia andar curvada. Então ela resolveu ir se consultar em um hospital de adultos. Ela chegou bem cedinho e foi examinada por uma médica que a encaminhou para uma cirurgiã (ora, se fosse para ver o cirurgião, ela iria trabalhar). Essa cirurgiã mandou a minha mãe fazer uma ultra-sonografia e um exame de urina. A ultra-sonografia deu um cálculo de dois milímetros, já quase saindo (eu aproveitei o exame para dar um tchauzinho para a minha mãe) e o exame deu uma infecção urinária. Aí a médica de lá ligou para a obstetra da minha mãe, que passou alguns remédios e mandou a mamãe ficar de repouso em casa. A perna e a barriga ainda doem, mas nós vamos repousar. Mamãe depois foi ler e-mails. Tinha uma mensagem do papai.

"Lembra quando eu disse que havia sonhado com a Gabriela e que ela tinha olhos claros, cabelos pretos e curtos e era branquinha?
Não era a Gabriela. Era Luana, filha da Val, que trabalha comigo. Quando cheguei para trabalhar e vi aquela menina linda que veio falando comigo igual a um papagaio, parecendo que me conhecia há muito tempo, meus olhos ficaram cheios d'água, pois vi mais uma vez o quanto amo essa menina chamada Gabriela e o quanto ela é linda, mesmo sem ter visto o seu rostinho."

A mamãe ficou muito emocionada e feliz com esta mensagem.

A regularidade dos exercícios físicos é importante. Faça-os com suavidade.

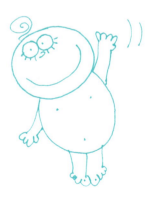

Trinta de junho – quarta-feira

Fui com meu pai e minha mãe fazer a ultra-sonografia. Era para terminar o exame anterior, porque eu não estava em uma posição boa para avaliar a coluna vertebral. Por isso, meus pais me disseram para facilitar o exame, ficando de costas. Aí eu fiquei. A médica disse que ia fazer uma foto tridimensional minha (é um exame em 3D, que tira um verdadeiro retrato, mostrando o rosto direitinho). A minha mãe ficou tão eufórica que parecia que ia ter um outro filho. Ela não queria esperar e ficou assim, assim... cheia de fogo! Mas eu estava com vergonha e não quis mostrar meu rosto. A minha mãe tentou, o meu pai conversou, ela virou de lado, deu um pulinho e nada... eu estava com vergonha, porque ninguém me avisou que eu iria aparecer. Só deu para ver um pouquinho.

Depois, quando a gente estava voltando para casa, a vovó Mariana ligou dizendo que tinha feito um sapatinho de crochê para mim e que eu ia ter que usar já no primeiro dia, porque era tão pequenininho que eu ia perder logo. A minha mãe pensou: "Já entendi!" Então, esse vai ser o primeiro sapatinho que vou usar... Fazer o quê?

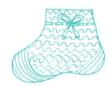

À medida que se desenvolve fisicamente, o bebê torna-se também um ser receptivo e sensível.

Primeiro de julho – quinta-feira

Eu fui para a aula de ioga com a minha mãe. Já fazia muito tempo que a gente não ia e eu fiquei me mexendo um tempão para dizer que gostei. Quando cheguei em casa, tinha outra mensagem do papai para mim.

"Oi, Gabriela,
É impressionante o quanto fico com saudades dessa menina todos os dias. É uma saudade diferente. É vontade de ficar juntinho dela e da mãe dela, conversando e sentindo ela se mexer e ficar fazendo bagunça na barriga. É emocionante quando eu falo com ela e ela começa a se mexer e a mãe dela diz que ela é muito puxa-saco. É uma coisa que eu sinto todos os dias, uma emoção sem igual, um amor tão grande que queria guardar de maneira muito especial.
Bibi, chega logo!
Te amo muuuiitão"

Dois de julho – sexta-feira

Quando a mamãe estava voltando de metrô para casa, um moço levantou para a gente sentar. Aí a outra moça se enfiou na nossa frente e sentou no banco. Então, a moça que estava sentada ao lado dela levantou e nos deu o lugar, para a outra perceber que era uma pessoa sem educação e ficar cheia de vergonha. Acho que funcionou, porque ela se levantou também. Moral da história: dois lugares. Um para mim, outro para a minha mãe. Mas como nós somos boazinhas, sentamos em um lugar só e deixamos os outros sentarem também.

À noite nós fomos fazer compras e a minha mãe entrou na fila de grávida. Ela já está com barriga, mas de costas não parece. Então o moço atrás da gente começou a reclamar. Como nós estávamos no lugar certo, resolvemos não dar confiança e ficamos lá até pagar as compras. Ah, amanhã faço 23 semanas.

O bebê adormece e desperta ao acaso, e é provável que fique mais ativo quando você está tentado dormir.

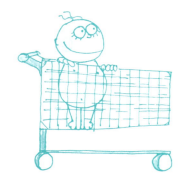

Quatro de julho – domingo

Fui com os meus pais ao shopping. O meu pai pagou o maior micão numa loja. Ainda bem que ninguém pôde ver a minha cara. Nós fomos comprar a banheira. Aí o meu pai chegou na loja e perguntou quanto custava. A moça disse o preço e ele falou que não era esse o preço, que ele tinha visto no jornal mais barato. Como não tinha o jornal lá, a vendedora foi comprar o jornal. Enquanto isso, nós fomos passear no shopping. Quando nós voltamos lá a moça falou: "Senhor, a banheira estava em promoção na loja concorrente, pode ver aqui no jornal". Bem, depois dessa, tivemos que trazer essa banheira cara mesmo.

Seis de julho – terça-feira

Papai está se divertindo com o Bruno, nosso vizinho de oito anos. O papai comprou para mim um jogo de bonecos da Branca de Neve e os Sete Anões e disse para o Bruno que os bonecos falam e se mexem quando não tem ninguém olhando. Por causa disso, o menino ficou quietinho escondido atrás da janela para ver se a Branca de Neve e os anões se mexiam mesmo. Depois que ele saiu, o papai trocou os anões de lugar, para quando ele voltar achar que é tudo verdade.

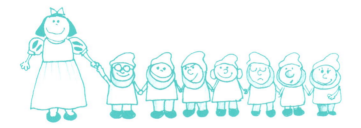

Com cerca de 23 semanas, o bebê franze as sobrancelhas, aperta os olhos, faz beicinho, abre e fecha a boca.

Nove de julho – sexta-feira

Fui com a minha mãe e o meu pai à médica. Demorou muito para sermos atendidos. Nós chegamos lá às dez e meia e só saímos às três horas. Deu até para a minha mãe cochilar na sala de espera. A dra. Yara ficou muito emocionada em me ver em uma ultra-sonografia em 3D.

A mamãe só engordou 200 gramas depois da última consulta. Está tudo bem e nós estamos de parabéns.

Dez de julho – sábado

Já tenho 24 semanas. A partir de agora, aumentam onsideravelmente minhas chances de sobreviver caso eu nasça antes do tempo. Sou uma criança proporcional, mas ainda em tamanho miniatura. Já ouço e me manifesto em relação a tudo aquilo de que gosto ou não gosto. A barriga da mamãe já está bem crescida e todos já percebem que estou aqui.

A gestação é um período de grandes reflexões, descobertas e mudanças, uma fase de preparação para uma nova vida.

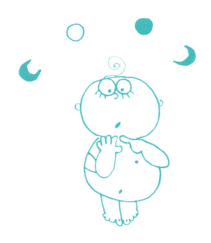

Quinze de julho – quinta-feira

A professora de ioga da mamãe nos ensinou a ver o dia do meu nascimento pela mudança da lua. A contagem funciona assim: você vê a data da última menstruação e conta mais duas semanas (essa é a data provável da fertilização). Então você vê qual é a lua desse dia – no caso da mamãe, era a lua cheia. Essa já conta como se fosse a primeira lua. Depois você conta mais oito luas iguais a essa. Quando chegar a nona lua, é o período em que eu devo nascer. Segundo essa regra, eu vou nascer entre vinte e oito de outubro e quatro de novembro.

Dezesseis de julho – sexta-feira

Antes de sairmos para trabalhar, o papai foi dar um beijo de despedida na mamãe. Aí ele colocou a mão na barriga da mamãe e dizia "Gabriela linda" e eu pulava, "Gabriela fofinha" e eu pulava, "Gabriela gostosinha" e eu pulava mais ainda; afinal, eu sei que sou tudo isso mesmo...

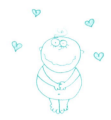

Dezessete de julho – sábado

Hoje foi uma fome só. A minha mãe tinha que fazer um exame para ver se tinha diabetes gestacional. Por isso nós ficamos sem comer desde as 18h30 de ontem. Pela manhã nós fomos para o laboratório. Aí ela tomou uma agulhada e tirou o sangue. Depois deram uma glicose com sabor de suco de tangerina superdoce para ela, e ela tinha que ficar quietinha durante duas horas para tomar outra picada e colher o resto do sangue. A minha mãe ficou com tontura, quase vomitou duas vezes (e teve que se segurar, porque, se vomitasse, aquele exame não ia valer e a gente ia ficar com fome outro dia para fazer outro exame); a mamãe ficou muito irritada com a fome, porque o exame estava demorando muito. O papai foi muito gentil e paciente com todas as reclamações dela e ficou conversando com a gente e lendo as revistas para o tempo passar mais rápido. Eu também me manifestei e soquei aquela barriga várias vezes para protestar, porque eu estava com fome. O papai me explicou que era importante fazer o exame e ficou tudo bem. Depois a minha mãe foi dar o golpe na enfermeira. Já tinha passado um tempão, a enfermeira estava desocupada e a minha mãe foi até lá dar um tchauzinho e se oferecer para fazer o exame. Mas a enfermeira era muito chata e disse que o outro exame tinha que ser feito somente após duas horas do primeiro. Agora vê! Dez minutinhos vão fazer diferença? Depois do exame, a minha mãe tomou dois cafés e também tomou o café do papai.

Ah, quero ganhar os parabéns, pois, já tenho 25 semaninhas.

As consultas de pré-natal são uma boa oportunidade para a gestante esclarecer todas as dúvidas e curiosidades sobre os assuntos relacionados à gravidez.

Dezoito de julho – domingo

Fomos à casa da vovó Mariana. Minha mãe falou para as minhas tias que eu gosto de me mexer quando ela está deitada. Aí pediram para a mamãe deitar, para ver se eu me mexia. Só que a tia Áurea pensa que eu sou igual a um boneco e ia começar a me mexer logo. Então elas ficaram lá esperando e eu não me mexi. Depois, a minha mãe levantou e foi lá no computador, ver uma mensagem que a vovó estava lendo. A vovó Mariana botou a mão na barriga dela e falou: "Gabriela, fala com a vovó." Como ela pediu para falar, eu dei um chute. Ela ficou vermelha, começou a gritar, pular... Ela continuou falando e eu mexi e ela ficou cheia de fogo de novo. A minha mãe mandou a Marcinha botar a mão e ela botou. Eu também falei com ela, mas ela não entendeu. A minha avó perguntou se eu já tinha mexido para a minha outra avó (a minha mãe não agüenta duas avós competindo por mim!) e a minha mãe explicou que eu só tinha falado com o meu pai. A vovó Mariana ficava gritando que ela tinha sido a primeira com quem eu tinha falado e ficou repetindo isso o dia todo. A tia Áurea e a tia Márcia ficaram cheias de ciúmes. Depois eu também mexi para a tia Áurea, ela ficou feliz, mas não deu um show porque ainda estava com ciúmes.

Bebês cujas mães vivenciaram momentos de intenso estresse na gestação tendem a ser chorosos e irritadiços.

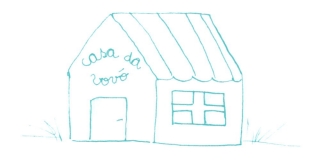

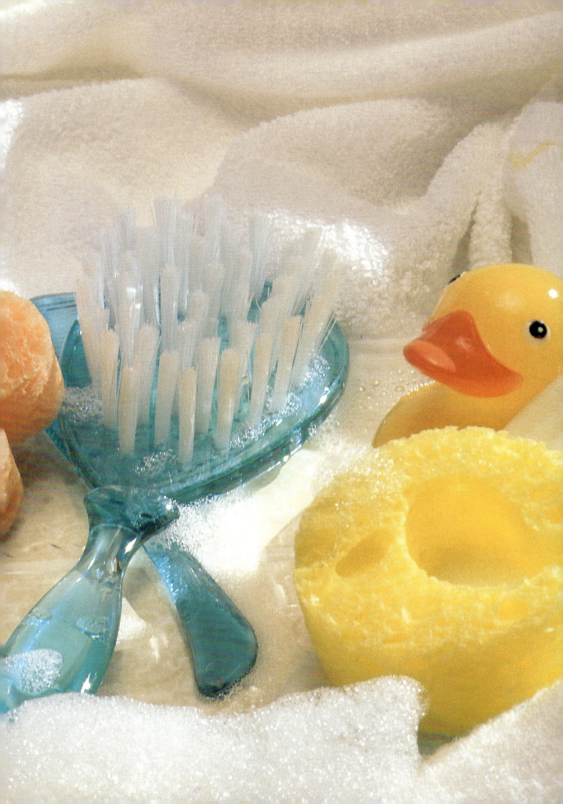

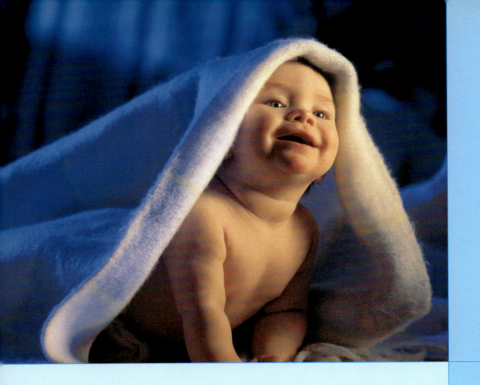

*Uma longa viagem
começa com um único passo.*

Lao Tsé

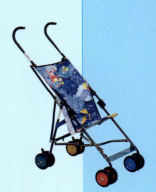

Dezenove de julho – segunda-feira

A mamãe está um pouco chateada. É que ela ia para um congresso em Florianópolis e aí eles pediram uma autorização médica para ela viajar de avião. A médica falou para ela não ir, porque pode não ser bom para mim. O papai é que gostou: ele estava triste com a idéia de ficar quatro dias longe da gente, e agora vamos ficar todos juntinhos. Mas tudo bem. Em outros congressos eu vou deixar a mamãe ir. À noite, o papai ficou com a mão na barriga da mamãe, mas eu nem me mexi. Ele então começou a perguntar em voz alta se a Gabriela estava dormindo e eu respondi dando pulinhos. Ele perguntou outras quatro vezes falando o meu nome, e em todas eu dei chutinhos respondendo. Quando ele foi dormir, me deu tchau e eu não respondi, mas quando ele disse pra Gabriela ir dormir, eu dei mais um chutinho e depois fiquei quietinha. Veja só, eu com 25 semanas consigo reconhecer que Gabriela sou eu. Não sou uma menina charmosa, inteligente e muito linda?

Falar sobre a gravidez, o parto e a maternidade é bom e necessário, porque dá à mãe a oportunidade de eliminar dúvidas e dissipar o medo e a ansiedade.

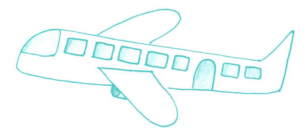

Vinte de julho – terça-feira

Mamãe acordou às 4h20 da manhã com muita fome e foi atacar a geladeira. Antes, ela tentou me enganar bebendo água, mas não adiantou. Só quando chegou a comida é que eu fiquei quietinha.

De noite o Bruninho veio aqui. A mamãe tinha acabado de colocar uma camisa no armário e colocou os bonecos em cima da embalagem da camisa. Ele achou o boneco em outro lugar e já ficou tentando ver se o boneco se mexia. Nessa hora aconteceu o que ninguém esperava: o boneco não estava firme em cima da embalagem da camisa e começou a escorregar. Quando ele viu o boneco escorregando no plástico, achou que o boneco estava se mexendo mesmo. Agora ele apaga a luz do quarto e fica quieto um tempão, para tentar ver os bonecos fazendo bagunça.

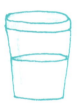

Procure descansar durante o dia. Sempre que possível, coloque os pés para cima.

Vinte e um de julho – quarta-feira

Fomos fazer uma nova ultra-sonografia. Este exame é chamado de dopplerfluxometria e serve para avaliar o fluxo sangüíneo do útero, da placenta e do feto. Assim, o exame pode mostrar se a mamãe está mandando a quantidade de sangue necessário para mim e também se eu estou bem. Isso porque se eu tiver algum problema de fluxo sangüíneo, eu vou remanejar o sangue para defender meus órgãos nobres, como o cérebro, os rins e o pulmão. Isso se chama "centralizar" (porque o sangue fica centralizado nesses órgãos). O bebê não pode ficar muito tempo centralizado; se isso acontecer, ele tem que nascer logo, porque corre o risco de ter problemas. Adivinha como a médica disse que eu estava? "Muito bem e muito animada." Estou com 30 centímetros e 860 gramas. Sou uma gatinha!

Vinte e três de julho – sexta-feira

Fomos trabalhar e, como sempre, iniciamos a visita clínica. Tinha um bebê grave na UTI e o dr. Paulo ficou falando um tempão daquela criança, do que ela precisava, da importância da nutrição e da presença da mãe dela, da infecção... A mamãe sabia que ia demorar e a coluna dela estava doendo. Então ela pegou uma cadeira e sentou para passar a visita. Depois da visita, o chefe dela chamou e falou assim: "Aline, senta aqui. Eu falo aquelas coisas na UTI, mas não é para você ficar impressionada e passar mal, não. É que os residentes precisam saber disso para cuidar bem dessa criança. Mas você não se preocupe que está tudo bem com o seu bebê." Viu como é ser uma gestante bem tratada? E olha que dessa vez a minha mãe nem estava passando mal...

De noite, quando a mamãe foi dormir, eu estava posicionada de um lado só da barriga, o que estava a incomodando. O meu pai chegou para conversar conosco e a mamãe não queria nem massagem nem conversa. Então ela explicou o que estava acontecendo e o meu pai veio falar comigo, me pedir para que eu fosse para o outro lado. Eu falei com ele um pouco e fui para o outro lado rapidinho. A barriga da mamãe ficou molinha, e ela ficou mais calma e tranqüila. Aí eu fiquei conversando um tempão com o papai e fui dormir.

Faça algum tipo de relaxamento antes de ir para a cama. Deite-se, de preferência, de lado, com a perna apoiada sobre um travesseiro.

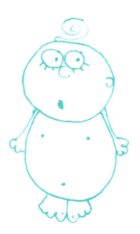

Vinte e quatro de julho – sábado

Hoje faço 26 semanas. Como é um dia de comemoração, eu fui fazer só coisas boas. Comecei acordando bem tarde. Depois o papai chamou a gente para tirar retratos. Tiramos um filme inteiro: mamãe com a barriga de fora, com todos os meus brinquedos, com os livros... e mais as fotos de toda a semana. Enquanto estávamos tirando fotos, a mamãe ia me dando chocolate. Pois é, ela leu sobre uma pesquisa na Suíça que constatou que bebês de mulheres que consomem cerca de 30 gramas diários de chocolate meio amargo durante a gravidez têm bebês com maior inteligência emocional. Eles são mais risonhos e menos chorosos do que os bebês de mães que não fizeram isso. Mas não custa nada lembrar que 30 gramas diários é pouco mais que um bombom, e que chocolate em excesso não é recomendável para ninguém, principalmente para grávidas.

O bebê tem seus primeiros sonhos quando ainda está dentro da barriga da mãe.

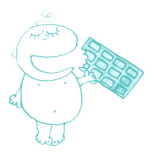

Vinte e cinco de julho – domingo

Mamãe foi passear com a tia Áurea (o papai não foi porque era dia de futebol). Aí, na volta, foi o maior mico! Minha mãe e minha tia estavam descendo a passarela e viram o ônibus. Não ia dar para pegar o ônibus sem correr e a mamãe nem pensou nessa possibilidade; continuou descendo calmamente. Aí, a tia Áurea saiu correndo pela passarela, fez sinal para o ônibus parar e fez com a mão um sinal de "barriguda"! O motorista ficou esperando e quando a minha mãe chegou perto, a minha tia gritou assim: "É que ela não pode correr porque está grávida, moço!" A mamãe não sabia onde enfiar a cara.

Vinte e seis de julho – segunda-feira

Era aniversário da tia Márcia e nós fomos até lá. Tinha um monte de comida gostosa, mas como a mamãe tinha comido 650 gramas (isso mesmo!) de comida em um restaurante por quilo na hora do almoço, ela resolveu comer pouquinho na festa.

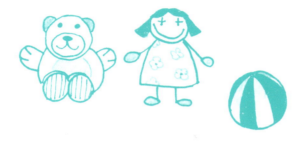

Quando a gravidez é tranqüila, certamente o bebê torna-se mais feliz.

Vinte e sete de julho – terça-feira

Mamãe hoje foi arrumar os meus brinquedos. Pois é, já tenho muitos brinquedos e muitos livros. Meus pais acham isso importante, porque nas primeiras semanas de vida o meu cérebro vai passar por um turbilhão de conexões entre as células nervosas (as sinapses). Por isso, vou estar com a cabeça muito aberta para o aprendizado e eles resolveram investir nessa fase. Brinquedos, livros coloridos e sons diferentes vão ser muito estimulantes para mim. Mesmo sabendo que as pessoas vão querer comprar brinquedos de tons claros, eu gosto mesmo é de cores fortes, principalmente no início, quando ainda não enxergarei direito. Também não adianta mexer o brinquedo muito rápido: tem que mexê-lo devagar, para que eu consiga acompanhar.

Vinte e oito de julho – quarta-feira

O meu pai, a minha mãe e eu fomos ao médico. Isso ainda por causa da dor na perna da mamãe que não quer passar. Essa dor já dura mais de dois meses e está ficando cada dia mais intensa. Então, nós fomos para um hospital de emergência. A mamãe chegou e contou para a médica o que estava acontecendo. A médica perguntou: "Só isso?" (Eu acho que ela queria que a minha mãe estivesse com uma flecha no pulmão.). Então ela foi examinar a mamãe. Tirou a pressão, viu o olho, o coração e as pernas (não olhou a coluna e nem onde estava doendo, que era a junção da perna com o quadril). A médica perguntou se a minha mãe teve alguma coisa recentemente. A minha mãe disse que tinha tido uma infecção urinária. Então resolveu o problema, dizendo que podia ser isso. Aí a mamãe pediu para ser encaminhada ao ortopedista, para que ele avaliasse se isso poderia ser algo na coluna. A mamãe foi para o ortopedista e ele não fez nenhum exame físico, nem tocou nela e já foi logo falando que não poderia atendê-la sem fazer um raio X. Disse ainda que como a minha mãe estava andando (será que ele acha que a pessoa só precisa procurar o médico quando tem uma fratura exposta?), ela podia procurar a obstetra. Minha mãe saiu de lá perplexa com essa concepção de medicina.

Mamãe chegou no trabalho e contou essa história. O chefe dela falou que vai indicar um ortopedista para ela. À noite, a professora de ioga da mamãe indicou uma massoterapeuta que faz shiatsu* nela.

Todas as mães tecem sonhos para seus bebês. Desejam que eles sejam saudáveis e almejam um mundo onde eles possam viver com mais segurança.

---

* Técnica terapêutica de origem japonesa que consiste em massagear, com os dedos, pontos específicos do corpo.

Vinte e nove de julho – quinta-feira

Energizações e simpatias: estes são assuntos em que a mamãe tem se especializado. A professora de ioga disse para ela respirar azul. A tia Áurea disse para ela comer galinha com gengibre para melhorar a perna. Lá no trabalho, a Sueli disse que, ao primeiro sinal de que eu vá nascer, a minha mãe tem que tomar banho com um sabonete virgem. Mamãe vai fazer tudinho. Se não fizer bem, mal não faz.

Uma coisa que a mamãe percebeu lá no hospital é que todas as mães das crianças internadas gostam de dar palpites, conselhos e orientações, para que tudo aconteça bem comigo. O que mais aparece são os lactogogos (aquelas crenças populares, sem nenhum respaldo científico, que indicam coisas que as mulheres podem fazer para ter mais leite). É um tal de dizer para a mamãe tomar cerveja preta, mate com leite, comer canjica, alfafa...

Mais do que cuidados comigo, mamãe também sabe que isso é uma forma das mães valorizarem o seu próprio saber. Para elas, é muito difícil ter um filho e não ser a principal responsável pelo seu cuidado. Durante toda a gestação, a mulher se prepara para ser o principal ator na arte de cuidar do seu bebê. Quando a criança precisa passar por uma cirurgia, a mãe deixa de ser a pessoa mais qualificada nos cuidados com essa criança e a equipe passa a ser o agente que vai definir essas condutas. Por isso elas têm tanto interesse em cuidar de mim. Isso é uma tentativa de se sentirem qualificadas e capazes de cuidar (futuramente) de seus próprios filhos. Mamãe ouve todas elas com a maior atenção. Sabe que a gravidez é um período muito importante de apoio e identificação entre as mulheres. É o momento em que cada uma revive sua própria gestação e dá dicas, conselhos e cuida de outra grávida da melhor forma possível. Espera só eu nascer e você vai ver a mamãe dando conselho para todo mundo!

Mas não são só as mães das crianças internadas que cuidam de mim: a equipe também tem muito cuidado comigo. Quer mais um exemplo? Tem uma criança muito grave na UTI. Toda vez que a minha mãe chega perto da criança, a pediatra que trabalha lá se enfia na frente da minha mãe com um assunto qualquer e diz que é para ela sair dali, para não ficar impressionada. Está até um pouco engraçado. Se a minha mãe chega perto da criança dez vezes, ela tira a mamãe de lá outras dez.

Mantenha sempre uma boa postura, para não prejudicar a coluna. Evite usar sapatos de salto alto.

Trinta de julho – sexta-feira

A mamãe continua cheia de dores. O dr. Paulo ligou para um ortopedista que é amigo dele. Segundo o ortopedista, isso que a minha mãe tem pode ser tendinite gestacional postural. Por isso, ele recomendou a aplicação de uma bolsa de gelo no local.

Lembra da criança grave na UTI? Pois é, ela morreu no final da tarde. A mãe dela chorava muito e a mamãe e eu também ficamos muito mal. A barriga da minha mãe ficou muito dura, porque eu fiquei muito tensa. Aí nós fomos para o shiatsu. A moça fez uma massagem de mais de uma hora. Eu gostei bastante e fiquei me mexendo lá dentro. A moça disse para a minha mãe conversar sempre comigo.

Depois fomos ver um filme com o meu pai. Dentro do cinema estava um pouco abafado e a mamãe passou mal. Por isso nós voltamos para casa, mas ela passou mal de novo no metrô. Para piorar a história, a perna da mamãe ainda estava doendo muito. Depois desse dia tão agitado, chegamos em casa e a minha mãe foi dormir logo, porque a gente precisava descansar. O papai ouviu as orientações da massoterapeuta e está incentivando a mamãe a falar comigo, porque ela fala de mim para todo mundo, mas tem vergonha de falar diretamente comigo. Fiquei conversando um tempão com a minha mãe e depois fomos dormir. Amanhã faço 27 semanas.

O uso de meias elásticas especiais para gestantes previne o aparecimento de varizes e atenua o cansaço das pernas.

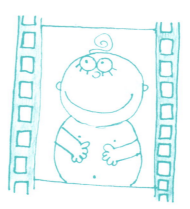

Primeiro de agosto – domingo

A dor na perna da mamãe melhorou um pouco com o gelo. Hoje eu fui à casa da vovó Mariana. Ela queria falar comigo, mas eu estava dormindo. Ela ficou chamando, chamando... ficou com "cara de tacho" e desistiu. Só depois que eu acordei é que comecei a me mexer. Foi a tia Áurea que colocou a mão na barriga da mamãe e sentiu. Ela ficou fazendo inveja na vovó, dizendo que eu me mexi para ela e não me mexi para a vovó. Então a vovó veio botar a mão na barriga da mamãe e a tia Áurea não deixou. Eu estava me divertindo com isso tudo e fiquei sambando dentro da barriga.

Depois eu também me mexi para a vovó e para a tia Márcia, que hoje entendeu que eu estava falando com ela. Então voltamos para casa. Eu estava com muitas saudades do papai e fiquei brincando com ele e com a mamãe um tempão. A barriga dela levantava e abaixava.

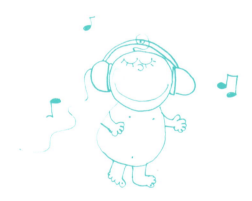

Os movimentos ritmados da ioga mantêm o corpo flexível e em forma, sem forçá-lo. Peça a indicação do seu médico sobre qual atividade é mais indicada para você.

Três de agosto – terça-feira

Fomos para a aula de ioga. A minha mãe agora é a aluna preferida, paparicada pela professora, que não deixa ela sair no final da aula. Ela tem que ficar um pouco para ter uma aulinha especial. Depois da aula, voltamos ouvindo música. Minha mãe sempre coloca Mozart para eu ouvir e ficar mais inteligente.

Quatro de agosto – quarta-feira

Os meus pais foram comprar uma mesa comigo. Isso porque eles tinham uma mesa de vidro, que a mamãe resolveu dar, já que poderia ser perigoso para mim. Aí ficamos sem mesa nenhuma e, sabe como é... comer com o prato na mão não dá! Quando a gente voltava de ônibus, uma estudante deu o lugar para a gente, e uma outra moça se jogou na nossa frente, sentou no banco e fingiu que não nos viu. Aí um outro moço deu o lugar de novo e nós viemos sentadas.

Evite o sol forte, mas se tiver que enfrentá-lo use um filtro solar de boa qualidade. Se surgirem manchas, elas desaparecerão após o parto.

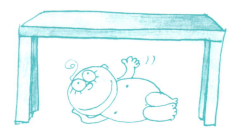

Seis de agosto – sexta-feira

Dia de pré-natal. Lá fomos nós três. Saímos de casa e a minha mãe ficou um pouquinho no sol. Entramos no metrô e, duas estações depois, tivemos que descer porque ela estava passando mal. Entramos de novo, passamos mais quatro estações e saltamos. Esperamos mais um pouco. Tentamos entrar no outro metrô. Estava muito cheio. Entramos então no próximo e finalmente conseguimos chegar.

Chegamos às dez horas e conseguimos ser atendidos com menos de duas horas de espera (quase um milagre!). Aí, a dra. Yara trouxe novas informações sobre essa fase. Disse que a queimação na garganta que a mamãe anda sentindo se chama refluxo. É quando o suco gástrico sobe pelo esôfago; isso é comum nessa etapa da gravidez porque, como eu estou crescendo, eu empurro e estômago da mamãe para cima. Como ele muda de ângulo, fica mais difícil que a entrada do estômago (o piloro) se mantenha sempre fechada.

Sete de agosto – sábado

Completei 28 semanas e já posso fazer coisas sensacionais, como abrir e fechar os olhos, distinguir entre o doce e o amargo, escutar e reagir aos sons. Meu cérebro está tendo um desenvolvimento muito acelerado e os pulmões estão ficando amadurecidos, se preparando para trabalhar quando eu estiver no lado de fora. Como acontece todo sábado, nós tiramos mais retratos. Desta vez o papai não só fotografou, mas veio junto de nós duas para sair nas fotos – afinal, eu já estou ficando grandinha e aparecendo. Pela manhã, nós fomos ao shopping, comprar as últimas coisas que estavam faltando para mim.

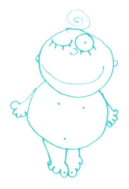

Com 28 semanas, o bebê pode abrir e fechar os olhos, distinguir entre o doce e o amargo, escutar e reagir aos sons.

Oito de agosto – domingo

Dia dos pais. Eu deixei uma mensagem no espelho do banheiro para o meu papai. Também mandei dois cartões virtuais para ele. Como eu ainda não sei escrever, a mamãe escreveu um e a vovó Mariana escreveu outro. Fui cedinho à casa da vovó e voltei para almoçar com o meu pai. Mamãe fez um macarrão muito bom e nós comemos tudinho.

Trouxemos da casa da vovó um quadro de Nossa Senhora do Parto. É um quadro itinerante: ele deve ficar na casa de quem está para ter bebê até ele nascer. Quando o bebê nascer bem, o quadro volta para a casa original. Esta foi uma forma que encontraram de me integrar às tradições culturais da família.

Dez de agosto – terça-feira

Acordamos superfelizes, cheias de disposição e o papai veio tomar café com a gente. Depois fomos trabalhar. Ninguém deu o lugar no metrô para a mamãe. Como ficou muito tempo em pé, ela passou mal e achou que ia desmaiar. Fomos para uma sala de repouso e a mamãe começou a chorar, chorar, chorar. Aí passou o dia inteiro triste. Depois ela começou a sentir uma pressão na barriga e viu que eu estava me mexendo diferente. Por causa disso, a mamãe saiu mais cedo do trabalho e veio para casa. No caminho, ela tinha a sensação de que a barriga estava fazendo a propaganda de tênis de alto impacto. Parecia que pesava mais que o dobro. Em casa, ela ligou para a dra. Yara, que mandou ela tomar um remédio e ver se passava. O papai chegou e ficou com a gente (ele ficou um pouco triste porque a mamãe não ligou para avisá-lo, mas a mamãe achou melhor não incomodar).

Depois a mamãe foi tomar banho e sentiu duas pontadas no final da barriga. Ela ligou para a médica, que nos mandou ir até a clínica. Chegamos lá às 21h30. A dra. Yara só pôde atender a gente quando eram mais de 23h! Ela disse que as contrações acontecem porque eu estou tentando virar (eu estava atravessada na barriga e até virei; só que, ao invés de virar a cabeça para baixo, virei a cabeça para cima). Por causa disso, a mamãe deverá ficar dois dias de repouso.

Nas consultas médicas, leve todas as dúvidas por escrito e ouça atentamente todas as informações do obstetra.

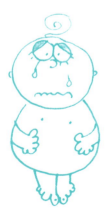

Doze de agosto – quinta-feira

É incrível ver como todo mundo está se manifestando para que tudo fique pronto quando eu chegar (a verdade é que todo mundo ficou com medo de que eu nasça antes do tempo e algo esteja faltando). Por isso, a dança das agulhas está a todo vapor: mamãe, vovó e titia resolveram terminar as mantas que estão fazendo para mim.

Marcamos a ultra-sonografia tridimensional para o dia 25. A mamãe também ligou para o plano de saúde e já tirou todas as dúvidas sobre o que precisa fazer quando eu nascer. Agora com tudo resolvido, ela já fica bem mais calma.

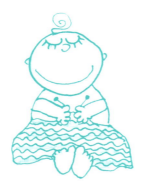

A gestante precisa ficar atenta à alimentação. Ela deve comer feijão, carnes e verduras: fontes de ferro e de ácido fólico.

Treze de agosto – sexta-feira

No trabalho, a mamãe voltou a sentir pressão na barriga. Ela ficou preocupada e ligou para a dra. Yara. Ela recomendou mais repouso e remédio.

Meus pais dizem que eu estou ficando cheia de manias. Às vezes o papai fala comigo e eu fico "minhocando" um tempão. Outras vezes ele fica falando, falando... e eu fico quietinha. Depois ele desiste, vai conversar com a mamãe e deixa de falar comigo. Então eu começo a me mexer para ele ver que eu estou ali e me dar mais atenção. Eles acham a maior graça e sempre me dão confiança. Aí ficamos conversando nós três. Amanhã faço vinte e nove semanas.

Quatorze de agosto – sábado

Véspera do aniversário do papai. A tia Marcinha foi lá para casa ajudar nos preparativos. Ela fez a torta de pêssego que o papai adora e fez também cachorro-quente.

Minha mãe está tentando convencer o meu pai a fazer a barba todos os dias para não me arranhar, mas ele não está convencido disso. Vamos ver quando eu nascer...

Evite refeições fartas e muito temperadas, principalmente à noite. Se sentir queimação no estômago, peça ao médico que lhe receite algo para acidez estomacal.

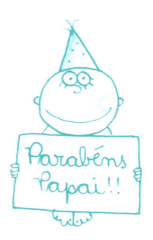

Quinze de agosto – domingo

Aniversário do papai. Nós ficamos pela manhã ajeitando os últimos detalhes para dar tudo certo. De noite veio muita gente. O cachorro-quente estava uma delícia. A mamãe comeu um só, mas comeu com muito gosto. À noite ela passou muito mal, com azia, e vomitou tudo. Agora ela sabe que precisa escolher melhor o que vai comer.

Mamãe agora está mais tranqüila, porque sabe que estou bem e vou ficar aqui dentro por mais um tempo. Hoje o papai viu o cartão virtual que mandei para ele ontem e adorou. Toda boa surpresa é sempre muito legal, né?

Dezesseis de agosto – segunda-feira

Hoje a tia Áurea pagou o maior mico. É que ela foi à casa de um amigo e a esposa dele está esperando um bebê, que vai nascer no mês que vem. A minha tia estava contando sobre mim e começou a falar: "E brinquedos? Vocês não imaginam a quantidade de brinquedos que a Gabriela tem". Os pais do menino se olharam e disseram que o filho deles não tinha nenhum brinquedo. Minha tia ficou tão sem graça que respondeu assim: "Pois é, eu nem sei pra quê tanto brinquedo, se essa menina, tão cedo, não vai brincar". Tudo bem que essa coisa de mico é de família, mas acho que ela podia ter falado para eles de como o brinquedo é importante. Vou dizer para ela dar um brinquedo de presente para o bebê quando ele nascer.

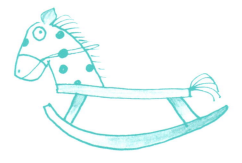

Vale lembrar que as fraldas devem ser trocadas sempre que estiverem sujas ou molhadas, pois o contato com fezes e urina provoca assaduras.

Dezessete de agosto – terça-feira

Estou tentando mudar de posição e a barriga da mamãe fica dura e dá umas pontadas. Agora ela dorme com três travesseiros (um na cabeça, um para apoiar a barriga e um no meio das pernas para dar equilíbrio), além de dois edredons (porque ela sente muito frio). É quase impossível me achar nesse bolo, mas eu fico muito bem protegida.

Dezoito de agosto – quarta-feira

A mamãe leu em uma revista a maneira correta de trocar as fraldas e foi explicar para o meu pai. É difícil falar em horários, mas vale lembrar que as fraldas devem ser "fiscalizadas" freqüentemente e trocadas sempre que estiverem sujas ou molhadas, pois o contato com fezes e urina provoca assaduras.

Para trocar as fraldas, a primeira coisa a fazer é colocar perto tudo o que for usado – o adulto não deve deixar a criança sozinha no trocador, porque acidentes podem acontecer. E não tem aquele papo de dizer que a criança é pequena e não se mexe. Ora, se eu já sei me mexer aqui dentro da barriga da mamãe, o que faz alguém acreditar que eu vou ficar brincando de estátua o tempo todo quando estiver do lado de fora?

Depois de tudo separadinho, tem que lavar as mãos, é claro. Ninguém acha que eu vou querer alguém com a mão suja cuidando de mim, né? Aí já podemos começar a troca de fraldas. A primeira limpeza é feita tirando a sujeira com a própria fralda, porque assim uma grande parte do cocô já vai embora. Depois de tirar a fralda, o correto é lavar toda a região com água morna e sabão. Mas se no local não houver condições para isso, pode-se passar lenços umedecidos e depois algodão com loção higienizante. Como eu sou menina, tenho que ser limpa sempre de frente para trás. E depois que o algodão chegar atrás, deve ser jogado fora, para não contaminar a parte da frente. Então, é só passar uma pomada para prevenir assaduras e colocar a fralda nova. Simples, não?

Como tudo na vida, quando troca as fraldas de uma criança pela primeira vez, o adulto pode ficar um pouco enrolado, mas a prática faz com que qualquer um fique craque. Pode apostar nisso.

> *Para trocar as fraldas, coloque perto tudo o que for usar; evite deixar a criança sozinha, porque acidentes podem acontecer.*

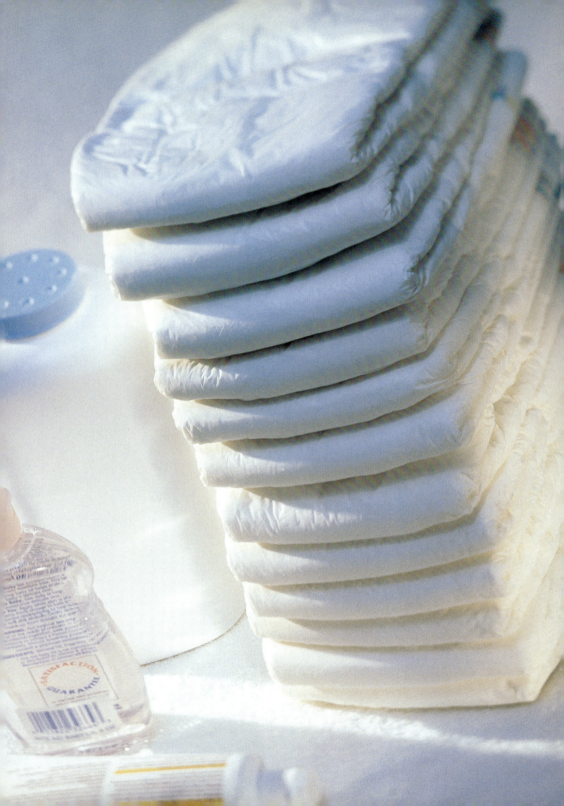

*Não há nada como um sonho
para criar o futuro.*

Victor Hugo

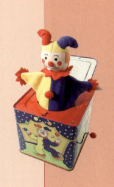

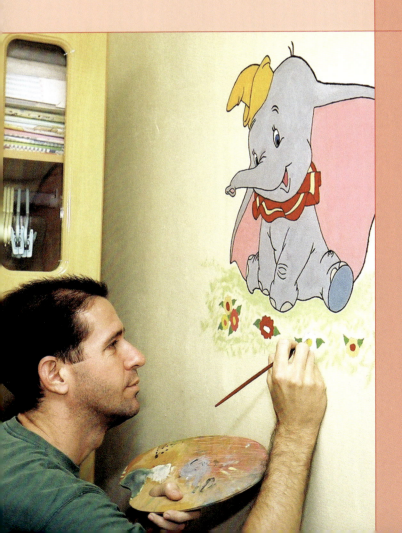

Dezenove de agosto – quinta-feira

Eu a-do-rei a aula de ioga hoje! Fizemos Yoga Nidra (relaxamento profundo) e eu fiquei "minhocando" o tempo todo. A mamãe ficou muito feliz. Ela não sabia que eu ainda conseguia me mexer tanto assim (ela pensou que eu tinha crescido muito e não tinha mais espaço para travessuras). Como mudei de posição, a mamãe não sente mais as pontadas na barriga. Ela veio conversando comigo, chegou em casa e foi logo contando a novidade para o papai. Ele adorou e veio apertar a gente um pouquinho.

Por falar em papai, ele subiu hoje no conceito da mamãe. A gente acordou para trabalhar, tomou um banho e antes de sair foi dar um beijo nele (é obrigatório dar milhares de beijos no papai). Aí ele falou assim para a mamãe: "Nossa, que lindas!". E a mamãe perguntou: "Como é que você fala no plural se você só está vendo uma?". Então ele disse: "É que a Gabriela vai puxar à mãe. Então vai ser linda." Nós duas adoramos. Amamos o papai!

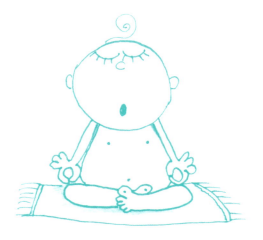

A participação dos pais na vida de seus filhos demonstra uma relação mais igualitária do casal.

Vinte de agosto – sexta-feira

A mamãe recebeu uma mensagem do Udi (um amigo dela que mora lá na Inglaterra). Ele dizia que tinha acabado o doutorado e voltaria para o Brasil em dezembro. Mamãe ficou muito feliz e mandou para ele este e-mail:

"Udi!!!
Que bom receber um e-mail com tanta notícia boa. Parabéns, afinal agora é DOUTOR Udi. Espero que tenha sido uma defesa tranqüila (você foi o único doutorando não estressado que conheci na face da Terra). Que bom que em breve você estará de volta. Aqui tenho também uma boa notícia: estou esperando um bebê!!! Nasce em outubro e vai se chamar Gabriela. Já é cheia de manias (adora ouvir o próprio nome e a voz do pai, quando fica tensa deixa a minha barriga dura e me faz passar mal com qualquer cheiro ruim que eu sinto). Mas é uma gracinha. Está animadíssima para nascer e vai fazer muita bagunça lá em casa. Pois é... quando você voltar, vai ter gente nova para conhecer!
Beijos,
Aline"

Aí o Udi ficou muito feliz com a notícia. Olha o que ele respondeu:

"Aline,
Meus parabéns! Que ótima notícia, você deve estar superfeliz. Você com certeza é uma ótima base, vai ser uma excelente mãe. Vai ser um prazer conhecer a Gabriela em dezembro. Espero que esteja tudo bem aí com você, e te desejo tudo de bom com a gravidez,
Beijos,
Udi"

Outra que também mandou mensagens foi a Mione (ela trabalhou na UERJ com a mamãe). Mandou um cartão super bonito, escrito assim:

"Quando eu vim para esse mundo...
Aline,
parabéns pela Gabriela! Belo nome!!! ("Vou ser sempre assim...") Fiquei muito feliz em saber... Essa experiência é mesmo muito mágica! A Julieta já fez 19 meses e eu ainda estou em êxtase! Cansada, com a vida completamente mudada, mas muito encantada com a presença desse serzinho!
Parabéns para você e para o papai dela também! Com carinho,
Mione"

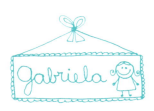

Imagine coisas leves para fazer enquanto descansa: faça exercícios de relaxamento, ouça música suave, leia livros ou revistas, tricote algo para o bebê.

Vinte e um de agosto – sábado

Vovó Mariana e titia Áurea vieram aqui à tarde sem avisar e encontraram a mamãe dormindo no sofá. A vovó ainda não tinha visto o meu quartinho. Então a mamãe resolveu mostrar tudo o que eu ganhei até agora. Elas adoraram.

Ainda não sei exatamente, mas a vovó está armando alguma coisa, porque ela trouxe a trena (aquele aparelho de medir as coisas) e mediu o meu berço e o meu carrinho. A vovó disfarça muito mal. Ela disse que estava medindo o berço porque a fisioterapeuta dela tinha perguntado quanto mede um berço e ela resolveu medir (você caiu nessa?). A tia Áurea começou a rir e disse para ela pensar em uma mentira mais inteligente.

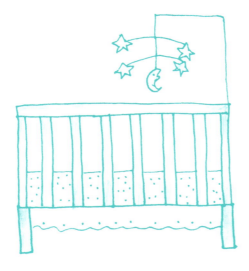

Procure fazer as coisas o mais lentamente possível, evitando assim um cansaço excessivo.

Vinte e dois de agosto – domingo

Fomos à casa da tia Zélia. Na verdade, ela não é bem uma tia. Foi vizinha da minha bisavó há muitos anos e as nossas famílias são amigas até hoje. Ela já é bem velhinha (tem 92 anos), está superlúcida e fica muito feliz quando alguém vai visitá-la. Aí a mamãe foi até lá hoje, para ela me ver. Mamãe disse que hoje faço trinta semanas e que quando eu nascer ela vai de novo comigo até lá.

De tarde, os meus pais ficaram conversando sobre o meu desenvolvimento. Eles estão tentando adivinhar quanto eu estou pesando. Mamãe acha que eu tenho entre 1.300 e 1.400 gramas e o papai acha que eu tenho entre 1.400 e 1.500 gramas. Como eu vou fazer uma nova ultra-sonografia na quarta-feira, vamos saber quem tem razão.

Meus pais também estão tentando providenciar o vinho. Ah, eu ainda não contei sobre a história do vinho? Então eu conto. Nas famílias de tradição portuguesa (o meu bisavô materno era português) existe o costume de receber com vinho do Porto as visitas que vêm ver o bebê pela primeira vez. A mamãe está procurando o mesmo vinho que os pais dela ofereceram às visitas dela e da tia Áurea, mas não está achando o vinho em lugar nenhum. Por causa disso, o meu pai andou implicando com essa marca de vinho. A mamãe ainda queria procurar mais, mas como o papai dizia que este não poderia ser o único vinho bom do mundo, ela resolveu ceder. Como eles não conhecem nada de vinho, foram para a internet e acharam um site especializado. A mamãe mandou a seguinte mensagem para lá:

> "Estou esperando um bebê para o mês de outubro. Como é tradição na família, oferecemos vinho do Porto às visitas do bebê. Gostaria de pedir a vocês a sugestão de um bom vinho para esta ocasião.
> Aline"

Adivinha o que aconteceu? O vinho que eles recomendaram foi o mesmo que a mamãe está procurando. Portanto, é esse que eles vão ter que comprar. Coitadinho do papai... agora ele não tem mais escapatória.

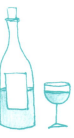

Siga rigorosamente os conselhos médicos quanto a alimentação, medicação e exercícios físicos.

Vinte e três de agosto – segunda-feira

Nossa manhã foi horrível. A mamãe chegou lá no hospital um pouco baqueada e logo soube que um bebê havia morrido. Aí ela foi atender à família. A tia do bebê também estava lá e estava grávida. Enquanto a minha mãe dava orientações sobre o sepultamento, a tia da criança perguntou com quantos meses eu estava, se era menina ou menino... e começou a contar detalhadamente a experiência dela. A minha mãe ficou muito sem graça. Ela entendeu que a família estava muito triste com a morte do bebê, por isso a tia queria falar de bebês cheios de vida. Mas faltou um pouco de bom senso, né?

Na hora do almoço a mamãe foi almoçar com uma amiga dela, a Jeanne. Ela deu um livro para a mamãe sobre cuidados na gravidez. Mamãe já leu tudo e achou o livro muito legal, mas um pouco prescritivo. O livro coloca as coisas de tal modo que se você não faz tudo direitinho, fica morrendo de culpa. Parece que tomar um sorvete é um pecado mortal. Mamãe acha que a gravidez tem que ser vivida com prazer, e não só com obrigações (o que não quer dizer falta de responsabilidade). Ela sabe que toda grávida tem que cuidar muito bem do seu bebê, mas tem que cuidar de si também.

A gravidez pode proporcionar muito prazer, ainda que acompanhado por obrigações e responsabilidade.

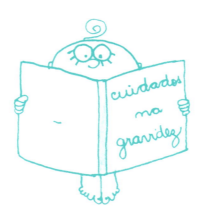

Vinte e quatro de agosto – terça-feira

O papai anda fazendo a contabilidade da comida. Disse que só comeu três bombons da caixa e que metade da barra de chocolate desapareceu de ontem para hoje. A mamãe disse para ele que é feio ficar contando comida e reclamando por causa disso, mesmo sabendo que ele só está reclamando porque ele não consegue comer mais nada em casa. Mas, fazer o quê? Se ele não comeu é porque deu mole...

Por falta de espaço no útero no final da gestação, é provável que o bebê fique sempre com a cabeça para baixo, em posição para o parto.

Vinte e cinco de agosto – quarta-feira

Hoje fiz a ultra-sonografia tridimensional. Sou linda! Eu já sabia disso, mas meus pais tiveram toda a certeza depois que me viram no exame. Na verdade, eu me pareço mais com a tia Marcinha do que com a minha mãe ou com o meu pai. Eu tenho o nariz de batatinha e a boquinha bonitinha. Estou sempre com a mão ou o pé no rosto e fico me mexendo todo o tempo. A médica deu as fotos em CD e a minha mãe tentou espalhá-las pela internet. Mas como o arquivo estava muito pesado, ela só conseguiu mandar para duas amigas e, claro, ficou chateada com a pouca divulgação das minhas fotos maravilhosas. Estou atravessada na barriga da mamãe e já sei que agora que os meus pais souberam disso, vão pedir para eu virar de cabeça para baixo, ficando encaixada para nascer. Peso 1.605 gramas (o palpite do papai chegou mais perto do peso certo). A mamãe acha que está parecida com um balão. O papai disse que ela está linda como nunca.

Vinte e seis de agosto – quinta-feira

Mesmo mandando só duas mensagens pela internet, já conto com fãs. Uma amiga da mamãe mandou a seguinte resposta:

"Ela é mesmo muitcho lindiiiiiiiiiaaaaa...
Parabéns a você e ao seu marido. Eu ameeeeii...
Queria te ver grávida, amiga.
Beijo,
Thereza."

À noite, a mamãe chegou e o papai foi mostrar uma montagem do meu rostinho sobre uma foto dele quando era criança (forçou um pouco a barra, mas ficou bacana). Eu tenho a bochecha lá em cima, parecida com a do papai.

Mas você não vai acreditar mesmo é no que eu vou contar agora. Hoje a tia Áurea veio aqui para pegar uns papéis e viu as fotos. Ela falou que ontem, quando a mamãe ligou para contar como eu sou, a vovó Mariana falou assim: "A Aline falou que ela se parece com a Márcia, mas eu acho que se parece com vocês. Quer ver só? Pega as fotos do batizado de vocês". O único problema é o seguinte: ela não tinha visto as minhas fotos. Como é que ela sabe que eu pareço com a minha mãe sem ter me visto? Mas, claro que para a vovó, esse é só um detalhe, que não tem nenhum problema. Quando ela me vir, ela vai achar um traço, vai forçar triplamente a barra e vai provar cientificamente que eu sou a cara da minha mãe.

Procure usar roupas leves e folgadas, feitas de algodão ou outras fibras naturais.

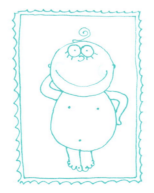

Vinte e sete de agosto – sexta-feira

Mamãe foi comprar a cinta. O uso da cinta é muito polêmico: tem médico que recomenda, tem médico que não. A médica da mamãe recomenda e ela leu coisas importantes a respeito do conforto das cintas. Outras mães também recomendaram e lá foi ela comprar. Ela aproveitou e comprou também camisolas com botões, porque facilitam a amamentação. Mas não adianta comprar cinqüenta camisolas, porque após o período inicial, é importante que a mulher volte a se arrumar e colocar roupas comuns, em vez de andar de camisola o dia todo, como se usava antigamente. Aproveitando as compras, ela trouxe várias camisas com botão (aí, sim!) para facilitar a amamentação exclusiva.

Prefira comprar camisolas e camisas com botões, pois facilitam a amamentação.

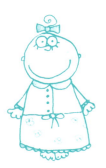

Vinte e oito de agosto – sábado

Fomos à casa da Débora porque ela fez aniversário no dia 26. Almoçamos churrasco. A Débora estava contando o "drama" que é ser mãe, mas a minha mãe não estava nadinha preocupada, porque ela tem muita segurança de que eu vou ser boazinha e que o papai vai ajudar muito a gente.

A mãe da Débora adorou as fotos do quartinho que o meu pai pintou para mim. Disse que ele é muito caprichoso (disso eu já sabia, e vou ser assim também). Também comemorei o meu aniversário. Afinal, são 31 semanas.

Vinte e nove de agosto – domingo

Eu acordei e fui à casa da vovó Mariana. A mamãe levou as minhas fotos da ultra-sonografia tridimensional para lá. Ela estava achando que a vovó ia provar que eu sou a cara da mamãe e da tia Áurea (afinal, ela já tinha dito isso sem ver as minhas fotos), mas a vovó fez ainda melhor: viu as minhas fotos e concluiu que... eu me pareço mesmo é com a vovó! Disse que o nariz é o dela e que os traços são dela também. Vê se pode!

A tia Áurea deu um sabonete de erva-doce para a minha mãe lavar a barriga quando sentir que eu estou nascendo (lembra da simpatia?). Como todos me dão muitos presentes, a vovó também havia comprado um monte de roupinhas para mim e já havia até lavado, mas como não havia secado ela mandou a mamãe colocar as roupas no varal quando nós chegássemos em casa.

Em casa, o meu pai tirou retrato das roupinhas no varal (afinal, são as minhas primeiras roupinhas lavadinhas e prontas para eu usar). Depois ele pegou as roupinhas para passar e (pasmem!) a minha mãe passou tudo sozinha (estava bem passado, por incrível que pareça).

Depois a minha mãe foi ver na internet o que eles vão ter que levar para o hospital quando eu nascer. Um site deu uma dica ótima: separar em saquinhos os kit com mudas completas de roupas (meia, sapatinho, roupinha, touquinha e cueiro). Isso ajuda muito, porque depois que eu nascer, não vai dar para ficar revirando a bolsa atrás de uma determinada peça. A mamãe aprimorou a técnica: ela colou uma etiqueta em cada saco, para que ficasse identificada qual seria a minha primeira roupinha e com qual roupa eu sairia da maternidade. Assim, tudo sairá como planejado, sem estresse.

A melhor maneira de dissipar as preocupações quanto à gravidez é falar sobre elas com franqueza.

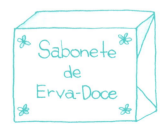

Trinta de agosto – segunda-feira

Esse negócio de virar para ficar encaixada na posição correta para nascer é muito difícil. Eu estava deitada confortavelmente na barriga da minha mãe. Aí, ontem, o meu pai e a minha mãe vieram dizer que eu tenho que virar, porque se for parto normal é melhor para mim e para minha mãe, etc e tal. Então, eu resolvi colaborar. De manhã, vai a minha mãe rindo falar para o meu pai que, de noite, eu queria sair pela garganta dela e que eu estava forçando para cima. Aí ela disse que não era assim, que era para eu virar do outro lado. Agora à noite, ela veio falar para o meu pai que eu estava no metrô querendo sair pelo umbigo dela e lá foi outra vez rir da minha cara. Assim não dá! Eu tento colaborar, mas é complicado. O papai disse que vai me explicar melhor e que eu vou entender. Vamos ver se eu acerto da próxima vez.

Uma mulher grávida desperta nas pessoas um novo olhar: respeito, admiração, cuidados e gentilezas são freqüentes durante a gestação.

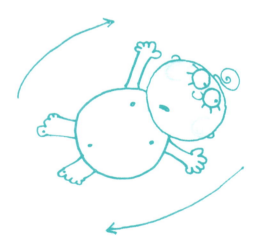

Trinta e um de agosto – terça-feira

Hoje a mamãe foi ver a minha creche. Ela adorou e já fez até a minha pré-inscrição. Lá eu vou ter aulas de música, teatro e psicomotricidade. Tudo é separadinho (cada um tem o seu trocador, seu saquinho de roupas, seu xampu...). A mamãe gostou muito. Depois que eu nascer, ela vai até lá comigo e com o papai. É que eu tenho que conhecer a creche e eles têm que fazer uma entrevista para eu começar a ficar lá. Recebemos e-mails das pessoas que já me viram. Olha o que a Andréia escreveu:

> "Menina, que coisa rica!!!
> Não sou muito de ficar reparando, mas acho que ela terá os seus olhos, pelo menos o formato bem arredondado (não mostra esta parte pro Juranir, tá?). Agora também parece-me que a pequena Gabriela terá os lábios carnudinhos, ou seja, bem traçados/delineados... porque o da minha filha era muito fininho, quase não dava pra ver.
> Também... caramba... Reparei à beça, né? Mas é que eu fiquei encantada com a nitidez da imagem... acho que ela terá cabelo, mas parece que nas laterais eles serão mais ralinhos e ficará uma porção maior no meio.
> Olha, esse são os meus palpites... mas já quero dizer antecipadamente que achei a Gabriela linda. Ah! E parecia que estava mentalizando, ou será dormindo? Não sei, até agora eu só tenho uma certeza... Vai ser inteligente (risos).
> Felicidades e parabéns,
> Andréia"

Inteligente é claro que eu vou ser! Vou puxar ao meu pai e à minha mãe (humilde, né?).

A contração é semelhante a uma cólica menstrual forte, que parece irradiar das costas para a barriga.

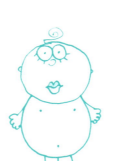

Primeiro de setembro – quarta-feira

Vou nascer no mês que vem! Estou animadíssima com isso. O chefe da minha mãe disse que ela está um pouco roliça (ela engordou 8.700 gramas até agora). Ela não gostou muito de escutar isso, mas deixou passar.

O papai hoje viu uma menina linda chamada Gabriela. Ele ficou impressionado… mas eu nem ligo. Deixa ele ver só quando eu chegar. Um amigo do papai disse para ele não ficar muito assustado quando eu nascer, porque todo bebê é feio. Olha só! Ele pensa que eu vou ser como um bebê comum. Pode?

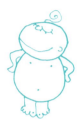

O bebê é nutrido pela placenta e protegido pelo líquido amniótico, que regula sua temperatura e o protege contra infecções e choques.

Três de setembro – sexta-feira

Hoje a mamãe não foi trabalhar. Ela tinha direito a uma folga e nós fomos a uma aula do curso de pais, na maternidade onde o filho do amigo da minha tia (aquele, dos brinquedos) vai nascer. Nós assistimos a uma palestra sobre obstetrícia e a médica falou sobre trabalho de parto, hora do parto, essas coisas. Mamãe já sabia de muita coisa e pôde participar bastante. Mamãe relembrou que o trabalho de parto geralmente dura várias horas e que, por isso, não podemos ir para a maternidade na primeira contração. A contração é semelhante a uma cólica menstrual forte, que parece irradiar das costas para a barriga. No começo, as contrações são mais espaçadas e mais fracas. Depois ficam mais intensas e mais constantes.

A médica falou que o parto normal tem uma recuperação melhor do que a cesariana (isso também a mamãe já sabia, por isso ela quer que eu nasça de parto normal), mas a cesariana tem sua importância e suas indicações; se o neném estiver atravessado, se enforcando no cordão umbilical ou em sofrimento na hora do parto, a cesárea é indicada e necessária para o bem da mãe e do bebê. Ela também disse que o período de pós-parto, chamado de resguardo, deve ser um período de pouco esforço físico: não se deve, nesse período, pegar peso, fazer ginástica ou qualquer outra atividade que exija muito do corpo.

Quatro de setembro – sábado

Hoje a mamãe precisava fazer algumas compras com o papai. É que eu estou com sete meses e a mamãe quer tudo prontinho quando eu chegar. Por isso, nós acordamos mais ou menos cedo (8h30), mas só conseguimos sair de casa depois das 10h. No meio do caminho a mamãe passou mal. É que o ônibus estava chacoalhando muito. Para melhorar, ela tomou um refrigerante e ficou com a consciência pesada, porque ontem, durante a palestra, a médica falou que se a mulher só toma refrigerante, a criança nasce com cérebro de refrigerante. Papai disse para ela ficar tranqüila, porque ela se preocupa com a alimentação e come muitas coisas saudáveis; então, comer uma besteira uma vez ou outra não vai me fazer mal.

O papai mandou a minha foto para todos os colegas de trabalho. É que ele ainda não tinha falado que eu estava chegando e resolveu contar isso de uma maneira inusitada: ele mandou para o e-mail de todo mundo a minha fotinho da ultra-sonografia em 3D.

Durante a gravidez, é natural o casal ter emoções contraditórias. O respeito e a paciência são fundamentais para solucionar eventuais conflitos.

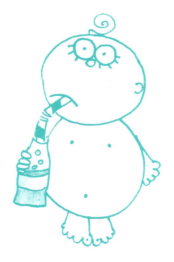

93

Seis de setembro – segunda-feira

Mamãe está exausta. Hoje ela foi lavar as minhas roupinhas. Antes disso, a mamãe usou todas as técnicas de limpeza e desinfecção que aprendeu no hospital, para que tudo o que fosse usado para lavar as minhas roupas estivesse limpinho. Ela desinfetou a máquina, o tanque e até o varal. Pode até ser muito exagero. Mas mamãe acha que se é para mim, tem que ser o melhor.

A verdade é que não precisa de nada disso. A roupa do bebê não precisa ser escaldada e pode ser lavada na máquina de lavar. É só não colocar amaciante (porque a criança pode ter alergia ao cheiro) e passar bem passadinho depois.

Papai ficou impressionado com tanta desinfecção e com os cuidados da mamãe. Disse que em doze anos de namoro é a primeira vez que vê a mamãe lavando roupa na mão. Ficou tudo bonitinho, mas deu um trabalhão e só lavamos a metade. Eu também fiquei cansada com tanto trabalho. Vamos ver se amanhã a gente consegue arrumar a bolsa que levaremos para a maternidade; afinal, como já tenho mais de sete meses, posso resolver nascer a qualquer hora. Além das coisas tradicionais, mamãe separou o carregador do celular (porque todo mundo lembra de levar o telefone, mas quando ele descarrega ninguém quer voltar para pegar o carregador); colocou também um protetor de assento do vaso sanitário, que é vendido em farmácias e vai deixá-la mais tranqüila para usar um banheiro que não é o da nossa casa.

Aliás, quase esqueci de contar: mamãe também separou o dinheiro do táxi. É um dinheiro que fica em um lugar separado da carteira dela, e que ela se comprometeu (acredite, é verdade!) a não gastar de jeito nenhum, porque se precisar de um táxi de repente, ela pode correr para o hospital sem ter que fazer uma escala na fila do caixa eletrônico. Além disso, ela resolveu ter os números de telefone da dra. Yara na carteira e não só no celular. Assim, se ela esquecer o celular ou se a bateria descarregar, nós temos como entrar em contato com ela.

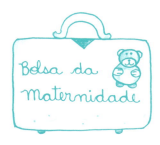

A roupa do bebê pode ser lavada na máquina de lavar. Recomenda-se não usar amaciante.

Sete de setembro – terça-feira

Minha mãe está convencida de que o termo "gravidez" deve significar "pereba" em alguma língua primitiva. Depois que eu cheguei, vieram o sono, a insônia, o enjôo, o refluxo, a barriga descascando pronta para abrir estrias, a dor nas costas e a dor na perna, além de toda a irritação (meu pai tem muuuuita paciência). Sempre disseram para a minha mãe que o problema da gravidez é só o enjôo e que tudo passa no quarto mês. Mamãe está pensando em processar todo mundo por propaganda enganosa.

Pelo menos uma pessoa falou a verdade. A Andréia disse que essas dores na coluna só vão piorar, e que no final fica difícil para dormir porque não dá para respirar direito. Mas tudo bem... A mamãe sabe que está tudo bem comigo e quando ela lembra da realidade das crianças lá no hospital onde ela trabalha, todas essas reclamações e o mau humor passam.

Ah, tem mais uma coisa que eu esqueci de dizer: a mamãe nem engordou tanto, mas como ela sempre foi magrinha, está se sentindo uma balofa. Para a nossa sorte, mamãe tem escutado muito que ela está uma grávida muito bonita. Esses elogios são importantes para a imagem que a gestante faz de si mesma. Para se sentir bem, a mamãe investe ainda mais nos cuidados com sua aparência; mas sem exageros, porque também é bom ter jeito de grávida.

Mantenha uma alimentação balanceada, faça meditação, caminhe e continue suas atividades normais.

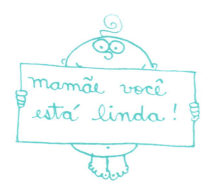

Oito de setembro – quarta-feira

Olha só o alvoroço que eu causei no trabalho do papai. Ele chegou e ninguém falou nada dos e-mails que ele havia mandado com minhas fotos. Só a Valdiza se manifestou, olhando para ele e piscando o olho, como se dissesse: "Adorei!" Mais tarde, a Bia veio correndo na direção do papai dizendo que havia adorado a surpresa, e que a deixou muito emocionada. Ela deu os parabéns para o papai e chamou toda a seção para ver meu rostinho bochechudo. Ela dizia o tempo todo que iria me morder muito. A secretária era a aniversariante do dia, mas fui eu o centro das atenções. A Ester disse que meu pai era um pai coruja (que mentira!). Todos ficaram muito felizes com a notícia da minha chegada para outubro.

A atividade física é importante também na fase final da gravidez, embora a mulher geralmente sinta-se pesada e desconfortável.

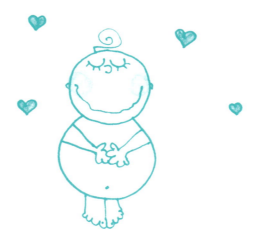

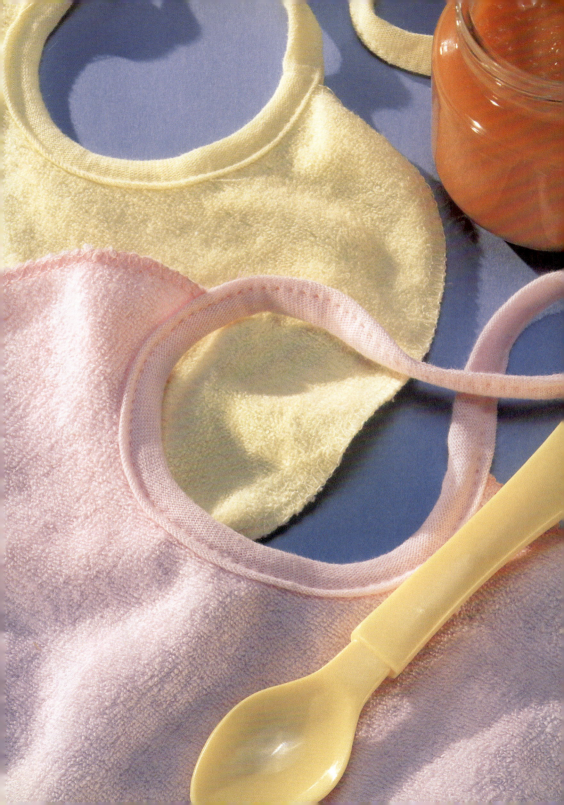

*Cada criança, ao nascer,
traz-nos a mensagem
de que Deus ainda não perdeu
a esperança no homem.*

Tagore

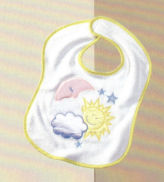

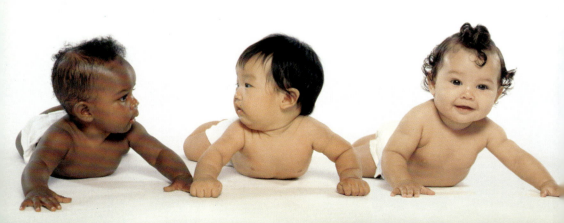

Nove de setembro – quinta-feira

A mamãe está ficando cada dia mais cara-de-pau. Hoje, no metrô, um homem com mais ou menos 42 anos estava sentado no banco de grávida, viu a gente e fingiu que estava dormindo. Depois de algumas estações, a mamãe viu que não ia ficar muito legal e pediu a ele que levantasse para ela sentar. Ele saiu na hora, um pouco sem graça. Nem precisava disso se ele tivesse "semancol"!

Hoje a enfermeira que trabalha junto com a mamãe deu uma aula de limpeza de nariz para a gente. Ela disse para não usar aquele aspirador nasal que a mamãe comprou, porque ele faz muita pressão no nariz do neném. Disse também para não limpar com hastes flexíveis, porque pode me machucar. Ela explicou que o certo é fazer um torcidinho com um pedaço de algodão, molhar, enfiar em uma narina, segurando a ponta, e rodar. Sai tudinho e eu fico limpinha. Esta é a segunda aula que a minha mãe recebe lá na UTI.

A outra aula foi sobre o umbigo. Ela disse para a mamãe que o neném pode (e deve) tomar um banho desde o primeiro dia. Essa história de passar um pano e dar um banho de gato é coisa de mãe porca. O jeito certo é assim: os primeiros banhos devem ser dados por volta de meio-dia, que é quando o sol está mais quente. Como lá em casa tem corrente de ar, precisamos fechar as janelas para que eu não saia do banho e pegue friagem. Assim como na troca de fraldas, antes do banho, mamãe e papai precisam separar tudo o que vão usar, porque não dá para me largar dentro da banheira para pegar alguma coisa. Depois de separar uma muda completa de roupas, xampu, sabonete, toalha, fraldas e o que mais for preciso, eles ainda precisam verificar a temperatura da água com o antebraço, para ver se a água não está muito quente nem muito fria.

Ah, é importante lembrar que não precisa ferver toda a água e esperar ela ficar morna. Você pode usar a água do chuveiro mesmo. Se precisar colocar água quente esquentada no fogão, mexa muito bem a água para evitar que uma parte da banheira esteja com a temperatura mais elevada. Com tudo pronto, eles podem me pegar e tirar a fralda, limpando a região com lenços umedecidos para não sujar a água. Durante o banho, uma das mãos do adulto deve passar por trás das costas do bebê, segurando-o firme. Aí, pode-se dar o banho na seguinte ordem: rostinho, cabeça e corpo. Depois do banho é preciso passar álcool a 70% no meu umbiguinho e garantir que ele esteja bem sequinho. Por último, é importante lembrar que se deve evitar o uso de perfumes em mim, porque eu posso ter alergia.

Dores nas pernas e nas costas são comuns e inevitáveis na gravidez, uma vez que o útero dilatado leva a uma mudança da postura da mulher.

Dez de setembro – sexta-feira

Mamãe, papai e eu fomos ao médico. Estava marcado para as 9h, mas só fomos atendidos às 11h15. Como nós só saímos de lá às 12h30, mamãe confirmou a teoria dela de que a gente tem que esperar com boa vontade, porque um atendimento bem feito demora. E se demora com os outros, demora para quem está esperando quando a gente está lá. A mamãe engordou três quilos e a dra. Yara outra vez mandou a gente comer menos. Tudo bem, vamos topar novamente o sacrifício. Fora isso, estamos superbem.

Ah, já ia esquecendo de contar! Eu já virei de cabeça para baixo. Estou encaixadinha e tudo está muito legal. Depois disso, almoçamos com o papai e fomos trabalhar. A Bia, lá do trabalho do papai, mandou um pão de mel para a mamãe, logo hoje que a dra. Yara mandou não comer besteira! Mesmo assim a mamãe comeu um pedaço (e gostou muito). Mas foi só um pouquinho, porque ela está levando a dieta a sério.

De noite, a vovó Mariana ligou. Disse que tinha comprado uma toalha para um outro bebê que vai nascer, mas a toalha era tão bonita que ela ia fazer uma proposta: ela ia falar com a mamãe para eu ficar com a toalhinha bonitona e dar uma toalha minha menos bonita para o outro bebê. A tia Áurea disse que isso não era certo. Eu já tenho muita coisa e talvez aquela seja a única toalha bonita que o bebê vai ter. Por isso mamãe disse para ela dar a toalha bonita para o outro bebê. A vovó ficou um pouco contrariada, mas teve que concordar; afinal, era uma fala muito sensata. E, para o bem da verdade, de bonita já basta eu!

Aumente a quantidade de verduras e frutas frescas e reduza os alimentos doces, salgados e industrializados.

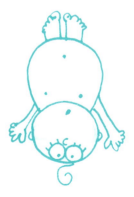

Onze de setembro – sábado

Hoje faço 33 semanas. Meu crescimento agora é muito veloz e, claro, meu ganho de peso também. Como ninguém ainda preparou a minha bolsa, o papai e a mamãe resolveram fazer isso hoje. A bolsa já está pronta e mamãe está mais calminha. A mamãe também está se organizando para ir a um evento sobre aleitamento materno no dia 15.

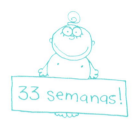

Treze de setembro – segunda-feira

Ontem a Débora perguntou por e-mail para a minha mãe como nós estamos e a mamãe respondeu:

"Oi...
estou cheia de charme (afinal, dez quilos de charme me tornaram um primor!). Gabriela vai ser nadadora. De madrugada, quando estou dormindo, ela vai nadando em quatro estilos dentro da minha barriga. Mas, como a gente fica um pouco boba com isso, eu até gosto (quem diria!)"

Hoje a Débora respondeu com bastante incentivo para a mamãe. Olha só:

"Poxa ... Estou feliz por ser 'tia' de uma futura celebridade. Mas são momentos inesquecíveis, não é mesmo? Curta, porque passa tão depressa e depois que ela não estiver aí na sua barriguinha... Aí sim, você verá o que é dar trabalho!"

Mas mamãe não ligou muito para isso.
Ontem o papai também mandou minhas fotos por aí. Olha o que a Francisca respondeu:

"Badaró e Aline,
um filho é realmente uma dádiva, mesmo antes de nascer já dá para perceber isto, não?
Parabéns a vocês. Um abraço,
Francisca"

Legal demais!

Na fase final da gravidez, é possível que a mãe se sinta mais cansada devido ao peso do bebê.

Quinze de setembro – quarta-feira

Pela manhã, mamãe foi trabalhar e encontrou a Beth, enfermeira do banco de leite. Como o banco de leite iria promover uma palestra sobre aleitamento, a mamãe avisou para ela que ia ao evento e ela perguntou o que a mamãe estava fazendo para preparar a mama. A mamãe disse que estava passando a bucha.

A Beth quase morreu do coração. Ela disse que não era para passar a bucha, pois o mamilo da grávida escurece porque existe um mecanismo de fortalecimento da pele. Se passar a bucha ali, ela esfolia e amacia essa pele. Disse também para a mamãe não passar creme e nem sabão no mamilo (se quiser passar, só se for na parte clara da pele). A Beth perguntou se a minha mãe estava pegando sol diariamente no seio para fortalecer o mamilo e evitar rachaduras. Minha mãe explicou para ela que sabia que era importante, mas que ela passava mal. A Beth disse que o sol é fundamental, mesmo que seja só por cinco minutos (é claro que, para quem pode mais tempo, é melhor ficar mais).

A mamãe perguntou se deveria comprar aqueles absorventes para seios. Ela disse que é para usar só quando sair e que se deve realizar trocas freqüentes, para não ficar com umidade no bico do seio. Se for em casa, é só colocar uma fralda de pano no momento em que estiver vazando e tirar logo depois. Aí, é só passar o próprio leite no mamilo e deixar o seio tomar ar. Ela também disse que o sutiã de amamentação deve ser usado só quando a mamãe for sair, porque ele tem aquela abertura que pode obstruir os ductos (que são aqueles "canudinhos" dentro do seio, por onde o leite passa) e favorecer o empedramento do leite. Falou para a mamãe comprar um sutiã de algodão que fique firme, mas não apertado, e que é para tirá-lo na hora de amamentar, porque se você só afasta o sutiã incorre no mesmo erro de obstruir os ductos. Depois disso tudo, a mamãe decidiu que precisa mesmo ir ao banco de leite. Mas a Beth disse que se a gente precisar, ela vai lá no hospital onde eu vou nascer para ajudar a mamãe. Que bom!

Depois dessa conversa, nós fomos ao evento sobre aleitamento materno. A mamãe aprendeu que é importante incluir toda a família no processo de amamentação e nas atividades de promoção do aleitamento, porque a família é um apoio importante para a mulher. Soube também que o bebê que é amamentado tem menos diarréia, infecção respiratória, gastrenterite e otite. Ele também apresenta uma melhor resposta à vacinação e vira uma criança que se recupera melhor das doenças e tem melhor desempenho em testes de

O bebê que é amamentado tem menos diarréia, infecção respiratória, gastrenterite e otite.

inteligência do que aquele que usa mamadeira. A amamentação facilita a fala, o vínculo com a mãe e a capacidade da criança de se tornar um adulto mais tranqüilo e centrado. Quando fica adulto, o bebê amamentado tem menos chances de ter obesidade, doenças cardiovasculares e hipertensão. Se para mim mamar vai ser muito bom, para a mamãe também vai. É que as mulheres que amamentam têm menor incidência de câncer de mama, menor sangramento após o parto e voltam mais rápido ao peso que tinham antes de engravidar.

Se você analisar a composição do leite materno, vê que ele tem a mesma quantidade de gordura de um leite de vaca ou de um leite industrializado, mas ele já vem com uma enzima para digerir a gordura. O leite materno tem menos proteína do que os outros leites, mas isso é porque o ganho de peso de um bebê não é como o ganho de peso de um bezerro; é bem mais lento. Então, a quantidade de proteína que esse leite tem é adequada para um crescimento saudável da criança. A criança dorme muito depois de uma mamadeira de leite industrializado, porque esse leite é de tão difícil digestão que a criança tem que abrir mão de outras funções vitais para conseguir digerir o leite (imagine se você comesse um pratão de feijoada várias vezes ao dia: ia deixar de viver só dormindo para ter que digerir isso tudo). Mamãe aprendeu ainda que o leite do peito tem formulações diferentes. No início da mamada o leite tem mais água (por isso mata a sede) e no final da mamada tem maior quantidade de gordura, o que faz a criança ficar satisfeita. Por isso, só se deve passar para um seio depois que acabou o leite do outro.

Quando chegou em casa, a mamãe contou detalhadamente tudo o que tinha aprendido para o papai. O papai falou que vai ajudar em tudo o que puder. Ele disse que, de noite, vai me pegar no berço e levar até a mamãe para eu mamar, porque ela vai estar cansada, já que tem que se recuperar do parto. Disse também que depois que eu mamar, ele vai me colocar para arrotar e ajudará a cuidar de mim nas outras coisas também, para que a mamãe não esteja muito cansada e possa me curtir.

Quando for amamentar o bebê, deixe-o com as mãos livres para poder tocar e mexer em seus seios.

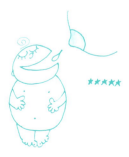

Dezesseis de setembro – quinta-feira

Eu fico muito feliz com os carinhos e a participação do meu pai na minha vida. E isso não é bom só para mim; é bom para nós três.

Mamãe está fazendo uma pesquisa sobre paternidade e descobriu que as mulheres ficam mais felizes quando os homens participam da vida dos seus filhos, porque a divisão de responsabilidades demonstra uma relação mais igualitária do casal. Para os homens, o cuidado com os filhos vem acompanhado de um maior cuidado com sua própria saúde e por maior facilidade em vivenciar e expressar suas próprias emoções. Já as crianças têm aumentadas sua confiança e sua inteligência. Por tudo isso, mamãe sempre divide com o papai seus sonhos, medos e dúvidas, incentivando a participação dele.

A amamentação facilita a fala, o vínculo com a mãe e a capacidade da criança de se tornar um adulto mais tranqüilo e centrado.

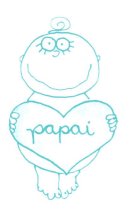

Dezoito de setembro – sábado

Papai nos acompanhou para fazer o exame de sangue da mamãe. No laboratório, a mulher colheu oito tubos de sangue (acho que ela ia fazer uma pesquisa e não um exame). Estou fazendo 34 semanas e a mamãe está com uma dor horrível debaixo do seio. Parece que está esfolado, mas a pele está bonitinha. O refluxo dela ainda não passou. O papai diz que isso acontece porque ela come muito rápido. Será?

Vinte de setembro – segunda-feira

O papai foi lavar as louças que estavam na pia e viu uma xícara com um pozinho dentro. Ele então perguntou para a mamãe o que ela tinha feito naquela xícara, ela disse que era vitamina C. Então o papai viu que ela tinha pego a xícara só para não lavar o copo e disse que não acreditava no que estava vendo. Pra quê? Mamãe foi dormir muito chateada e o papai nem falou comigo. A mamãe está até agora se perguntando onde é que foi amarrar o burro dela.

O que o papai não entendeu é que a mamãe ficou muito chateada, não por causa do copo, mas porque ela achou que isso era uma falta de cuidado com a gente. A gravidez está sendo muito difícil para a mamãe. É difícil dormir, as costas doem, ela fica muito cansada, tem refluxo e agora está com umas dores debaixo do seio que dão uma sensação de queimaduras com água fervendo. A gente sai cedo de casa e dá um duro danado naquele hospital.

Para o papai as coisas estão mais fáceis, então a mamãe achou que era importante ele cuidar da gente nesse momento. Por isso ela ficou tão sentida com a reclamação do copo. Ela sabe que o papai está cuidando da casa muito mais do que a gente, mas é importante a gente ter repouso e ela achou que o papai entendia isso. Ela ficou sentidona... Acho que vai demorar a passar essa tristeza dela.

Amamentar nos seios é gratificante para a mãe e para o bebê. Com o seu leite, a mãe proporciona ao filho a melhor nutrição oferecida pela natureza.

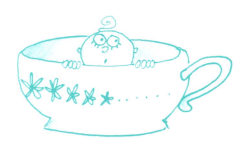

Vinte e um de setembro – terça-feira

Como a mamãe estava brava, saímos para trabalhar e nem falamos com o papai. Ele acha isso um absurdo; que a mamãe esteja chateada com ele é uma coisa, mas que eu saia sem falar com o papai é outra coisa.

À noite, quando estávamos voltando para casa, o papai nos avistou na estação do metrô e perguntou se nós queríamos ir até o shopping pegar as fotos da barriga da mamãe. Acho que ela ainda está chateada, pois não deu muita idéia pro papai. Fomos direto para casa dormir e nem esperamos por ele.

Fale com o bebê enquanto o amamenta, pois a comunicação é tão vital quanto o leite.

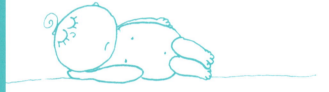

Vinte e dois de setembro – quarta-feira

Antes de sair para trabalhar, a mamãe falou alguma coisa para o papai, mas ele estava dormindo e não entendeu muito bem; de qualquer forma, ele ficou mais feliz porque nós nos despedimos dele antes de ir trabalhar. À tarde, quando o papai voltava do trabalho, nos viu esperando por ele. Viemos juntos e fomos ao shopping comprar dois sapatos para a mamãe. Ela ainda está chateada, porque o papai falava as coisas e ela dava uma de durona, respondia com poucas palavras.

Quando chegamos em casa, papai ficou conversando comigo e aproveitou para dar uns beijinhos na mamãe (na barriga, é claro; alguns eram pra mim, outros eram para a mamãe).

Vinte e três de setembro – quinta-feira

Durante o dia, o papai assistiu um vídeo que a mamãe trouxe lá do hospital sobre aleitamento materno, muito bacana. A mamãe ligou para a dra. Yara, por causa das dores debaixo dos seios. Ela explicou que o problema acontece porque a barriga pesa e a pele fica sensível. Depois de ouvir isso, a mamãe ficou mais tranqüila. De noite, o papai chamou a mamãe e eles conversaram sobre o mal-entendido. Até que enfim!

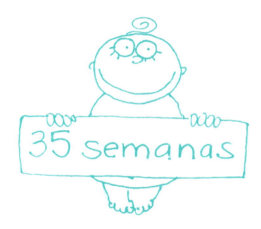

O leite materno é o alimento mais completo que existe para o bebê. Por isso, não é preciso completar com outros alimentos.

Vinte e cinco de setembro – sábado

Hoje faço 35 semaninhas. A mamãe foi à casa da vovó. Lá ninguém quer mais deixar a gente ir embora. Ficamos até as 17h.

Mamãe só vai trabalhar durante a próxima semana e depois entra de licença. Ela diz que está ficando vagabunda porque não quer trabalhar, mas o papai disse que ela está virando mãe. Aí ela se preocupa mais comigo do que com o trabalho (quem diria!).

Trinta de setembro – quinta-feira

Chegamos de manhã e fomos a outra palestra no banco de leite. Na palestra, a moça explicou sobre a importância de massagear a mama para não empedrar. Disse também que se fosse para colocar compressa, era para colocar de gelo, porque o calor é vasodilatador e, em função disso, o seio ia encher e empedrar logo depois. A mulher que amamenta deve beber muuuuuuita água, porque isso estimula a produção de leite e a própria hidratação da mãe. Disse que eu devo estar bem acordada quando for mamar, porque evita que eu fique dormindo e não me alimente. O jeito certo de amamentar é colocar a barriga da criança voltada para a barriga da mãe. A boca deve envolver boa parte da auréola (a pare escura do seio) e não só o bico do seio. Na hora de mamar, a criança deve ter a boca como um peixinho: lábios virados para cima e para baixo, porque boca cerrada não mama, e o nariz do bebê deve estar livre para que ele possa respirar. A mãe deve dar um seio e só mudar de lado quando o leite daquele seio acabar. Ufa! Parece impossível, mas não é. Pode acreditar, depois das primeiras vezes, fica fácil. Para ajudar, a mulher deve estar sentada na cama ou em uma poltrona confortável, e pode usar almofadas para apoiar o bebê ou as próprias costas.

A produção de leite acontece quando o bebê suga. Quanto mais o bebê mama, mais leite a mãe produz.

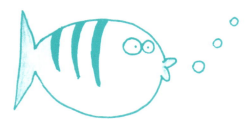

Primeiro de outubro – sexta-feira

Primeiro de outubro! Vou nascer este mês! Hoje foi o último dia de trabalho da mamãe antes da licença-maternidade. Por causa disso, trabalhamos como dois burros de carga. Lá no hospital, todo mundo veio se despedir da gente. Ganhamos mais fraldas das pessoas que trabalham com a mamãe (inclusive fraldas e sabonetes com a etiqueta de preço; a mamãe não sabia onde enfiar a cara). O dr. Paulo teve uma idéia melhor: deu um conjunto de macaquinho e casaco e avisou logo: "É para usar quando for sair da maternidade". Foi muito discreto da parte dele. Acho que vou sair da maternidade com essa roupa, o sapato que a Daise deu e a manta que a tia Márcia fez, para poder agradar a todo mundo. Todos desejaram um bom parto para a mamãe, saúde e felicidade para mim. Mamãe saiu muito feliz, mas eu sei que logo logo ela vai estar com vontade de voltar.

Na hora de ir embora, a técnica de enfermagem que trabalha com a mamãe deu o telefone dela para a gente. Disse que era para ligar se precisasse cuidar do umbigo ou ajudar a dar banho. Falou que era para ligar mesmo, porque mãe de primeira viagem é muito enrolada (gentil, não?). Mamãe agradeceu muito. Todo esse apoio é importante e nos dá muita segurança.

Em geral, a cesariana é indicada quando o bebê está "atravessado" ou em sofrimento na hora do parto.

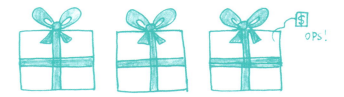

107

Dois de outubro – sábado

Fui com a mamãe à casa da Michele. Ela gosta muito de me ver e se ofereceu para nos levar para a maternidade se eu nascer de noite. Ficamos conversando um tempão e chegamos em casa de noite.

Como faço 36 semanas e posso nascer a qualquer momento, mamãe anda o tempo todo com as unhas bem curtinhas (afinal, não vai dar para ir à manicure em trabalho de parto) e também está sempre muito perfumada. Afinal, quando eu nascer a mamãe vai ter que ficar um tempo sem usar perfume, porque o cheiro forte pode me dar alergia. Então, sabe como é... tem que aproveitar agora.

No final da gravidez, a mãe costuma ter sonhos intensos com o parto e o bebê, mas não se deve interpretá-los como sinal de algo errado.

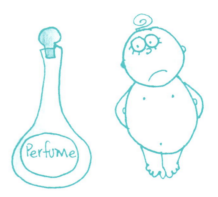

Três de outubro – domingo

Hoje a mamãe provou que está no seu estado normal: sonhou que tinha ido trabalhar. Aí, no trabalho, um moço dizia que ela não estava de jaleco e ela se lembrava que não tinha que ir ao hospital trabalhar, tinha só que dar entrada na licença. De madrugada eu tentei nascer. Estava chovendo e a mamãe ficou um pouco preocupada, pensando como ia fazer para chegar à maternidade. Mas no final eu fui bem legal e não nasci.

Oito de outubro – sexta-feira

Hoje acordamos e fomos ao consultório da dra. Yara. Mamãe engordou só um quilo e está de parabéns. Só que a mamãe esqueceu de levar os exames para ela ver. Ela pediu uma ultra, um doppler e uma avaliação biofísica minha. Mamãe ligou e foi marcar os exames: quinta-feira, às 13h. Mamãe está seguindo rigorosamente os conselhos que a residente de enfermagem deu para ela: "Aline, escuta uma coisa: quando você não tiver nada para fazer, dorme. Quando tiver alguma coisa para fazer, NÃO faz e dorme, porque quando esta criança nascer você não vai conseguir mais dormir".

É verdade que eu vou solicitar muito da mamãe e do papai, principalmente no primeiro mês. Por isso, estou combinando com eles para que eles durmam sempre que eu dormir. Nesse período eles devem cuidar somente de mim. Outras pessoas podem cuidar da nossa casa para que ela fique limpinha e cheirosa.

Após 36 semanas, o pré-natal deve ser feito a cada semana. Isso é muito importante para a observação da fase final de desenvolvimento do bebê.

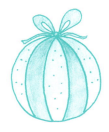

Onze de outubro – segunda-feira

Segunda-feira "enforcada". Os meus pais foram comigo comprar o vinho para dar às visitas. Trouxemos o vinho e um jogo de taças. Durante as compras, o papai viu a bolinha que eu estava querendo ganhar. Aí, já sabe... trouxeram a bolinha para mim. Mas eles disseram que só pode abrir amanhã, que é o dia das crianças. Tudo bem. Um dia só, eu posso esperar.

De madrugada eu mexi tanto na barriga da mamãe que ela sonhou que eu estava nascendo.

Doze de outubro – terça-feira

Dia das crianças. Meus pais viram que este dia não é muito bom para comemorar o aniversário de casamento. Eles iam almoçar fora, mas lembraram que o shopping estaria cheio de crianças fazendo bagunça e isso não é lá muito romântico. Por causa disso, a mamãe resolveu fazer um almoço especial e ficamos aqui em casa mesmo. A mamãe disse que nos próximos anos vamos passear, nós três, juntinhos. O papai acordou muito feliz com todas as comemorações e resolveu brincar de bola comigo. A mamãe estava dormindo, ele falando comigo e eu de "minhoquice" aqui dentro. A mamãe não entendeu muito bem o que aconteceu e voltou a dormir logo depois. Aí, quando ela resolveu acordar, o papai contou que eu gostei muito da bola e que tinha brincado muito com ele.

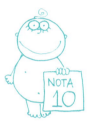

O ganho médio de peso durante a gestação varia entre 10 a 12 quilos.

Quatorze de outubro – quinta-feira

Acordamos e fomos fazer três exames: um doppler, uma ultra e uma avaliação biofísica. O doppler serve para medir o fluxo do meu sangue e o sangue que a mamãe passa para mim. A ultra faz um exame geral de todo o meu corpo, do útero da mamãe e da placenta (o grau de maturidade da placenta indica se o parto está próximo ou não). Já a avaliação biofísica serve para dizer o quanto eu estou bem. Por incrível que pareça, os exames começaram na hora certa. Está tudo bem com o útero da mamãe. A placenta está com grau de maturidade II, o que indica que provavelmente eu vá nascer no tempo certo. Já estou com 47 centímetros e 3.216 gramas (ou seja, sou um touro!). Minha nota da avaliação biofísica fetal é simplesmente DEZ e já estou encaixada para nascer. Tudo está o máximo, a não ser por um detalhe: o cordão umbilical está enrolado no meu pescocinho. A médica disse que como o cordão não está me enforcando, não é preciso ficar tão preocupada e, mesmo assim, ainda posso nascer de parto normal.

Quinze de outubro – sexta-feira

Nova consulta com a médica. Ainda não dei sinais de que vou nascer. A dra. Yara disse que o colo do útero da mamãe ainda está bem fechado. Amanhã completo 38 semanas.

Minha mãe foi lá para a casa da vovó e descobriu que está rolando uma aposta para ver que dia eu vou nascer. A tia Áurea apostou no dia 28 de outubro, a Marcinha 3 de novembro e a vovó em 6 de novembro. Quem ganhar vai me ver primeiro e quem errar mais vai me ver por último. Eu acho que não vai adiantar nada, porque a vovó vai furar a fila. Aliás, está tendo um movimento para ver quem vai me levar para a maternidade. A vovó disse que tem que ir de táxi, porque ninguém vai ter condições psicológicas de dirigir na hora (quanta frescura!). Por isso, a mamãe disse que vai sozinha e só vai avisar depois que eu nascer. Aí a tia Marcinha deu o golpe. Ela disse que como vai ficar difícil para a mamãe descer sozinha, é só a mamãe ligar para ela que ela vai junto no táxi, escondido da vovó (imagina o chilique depois!).

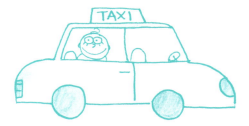

Nas semanas finais o bebê se movimenta menos: já não há tanto espaço no útero, o que o obriga a ficar mais quietinho.

Dezesseis de outubro – sábado

Ganhei um carrinho de presente do Yago, que é vizinho da minha avó. Ele é bem pequeno, tem quatro anos, e me deu um carrinho daqueles que vêm cheios de balas dentro. É claro que antes ele comeu as balas todas (ele não é tão abnegado assim), mas mesmo assim eu gostei muito da consideração que ele teve, porque ele também gosta de brincar com os carrinhos e resolveu abrir mão disso por mim.

Dezenove de outubro – terça-feira

Acordamos e saímos para a consulta com a anestesista. A mamãe não teve uma primeira impressão muito boa dela. Achou que ela estava cobrando da mamãe a responsabilidade de saber exatamente o que é um trabalho de parto. Ela disse para a mamãe que "tem gente que diz que quer parto normal, aí chega no hospital na primeira contração; essa pessoa não quer um parto normal, ela quer uma cesariana". Ora, não é bem assim! Um médico sabe que, além da intervenção profissional, ele tem que lidar com os temores e as ansiedades de cada um, com o desejo de estar amparado por um profissional nesse momento. É claro que esse desejo de cuidado profissional aparece antes que a grávida esteja em "franco trabalho de parto". A concepção da anestesista não é a da mamãe e ela não ficou muito satisfeita
com isso.

Mas, para além das diferenças das duas, a anestesista nos deu orientações muito importantes. Explicou que é a hora de procurar o hospital quando você tem dez contrações por hora, que não passam após 40 minutos após a ingestão de dois comprimidos do remédio que ela recomendou. Depois disso, ela deu algumas orientações bastante legais sobre aleitamento, que foram um reforço importante das informações que a mamãe já tinha.

O bebê pode e deve tomar banho desde o primeiro dia.

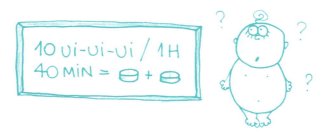

Vinte de outubro – quarta-feira

De manhã nós fomos para a dra. Yara, para mais uma consulta. Chegamos, contamos as últimas novidades e ela disse que o colo do útero está mais molinho, mas ainda está fechado. Disse que se acontecer qualquer coisa é para a mamãe ligar e contar o que está acontecendo, para ela decidir se está ou não na hora de correr para a maternidade.

Quando saímos o papai foi lá para a casa da vovó Enir deixar a chave com ela. Quando ela viu o papai arrumado logo cedo, perguntou se eu ia nascer. Ele disse que não, mas ela não acreditou e ficou tomando conta para ver se a gente ia voltar para casa. Depois da consulta, o papai foi direto para o trabalho. A mamãe chegou em casa e foi dormir de novo, por isso deixou a casa toda fechada. Como ela não viu a mamãe chegar e nem viu movimento na casa, ela achou que eu já tinha nascido e ficou esperando um telefonema para confirmar.

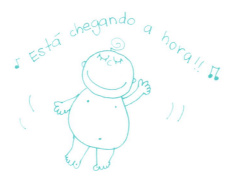

Brinquedos, livros coloridos e sons diferentes são muito estimulantes para o bebê.

Vinte e um de outubro – quinta-feira

A vovó Mariana liga lá para casa três vezes ao dia, e, se não encontrar a gente, liga para o celular para saber se eu já nasci.

Mamãe sonhou comigo. Acho que foi porque eu me mexi de um jeito diferente e ela achou que eu queria nascer. Mas logo depois eu desisti dessa idéia e fiquei quietinha. Mesmo assim, ela acha que eu vou nascer na semana que vem. O papai disse para eu não nascer no fim de semana, porque vai ter um feriado e ele vai perder uns dias de licença-paternidade. Já estou na reta final: 39 semanas. Está chegando o grande dia!

Vinte e quatro de outubro – domingo

De noite teve uma pizza lá em casa, para comemorar a defesa da dissertação de mestrado da tia Áurea; a casa ficou cheia de gente. No final, todos pegaram uma boneca e ficaram ensaiando como se enrola a criança em uma manta e como se pega a criança no colo. O quê? Você não sabe? Deixa que eu conto: a manta é quadrada. Então, você põe a manta na cama e coloca a criança com a cabeça virada para uma das quinas da manta; fica como se a criança estivesse no meio de um balãozinho. Aí você pega a ponta da direita e cobre a criança até chegar no lado esquerdo, depois pega a ponta que está no pé da criança e levanta. Por último, leva a ponta da esquerda para o lado direito, até fazer um embrulhinho. Se você achar isso muito difícil, pode fazer que nem a mamãe: é só comprar um saco para colocar o bebê. É como se fosse um envelope de manta, que já vem com fecho ecler. Aí é só colocar o neném ali dentro que não tem perigo de estar mal fechado e ele ficar com frio.

Para pegar a criança, também é fácil. Quando ela for muito pequena, você pode pegar desta maneira: enfie a sua mão por debaixo do braço da criança. Apóie a cabeça do bebê com os dedos e as costas com a palma da mão. Levante levemente. A outra mão deve apoiar o quadril da criança pelo outro lado. Aí, pronto. Tudo está resolvido. De qualquer maneira, não esqueça de que existem muitas formas de pegar uma criança e você vai arrumar uma maneira que seja mais fácil para você. Em todas, fica o recado: é só cuidar para apoiar sempre a cabeça da criança, porque os bebês não conseguem sustentar a cabeça e ela tende a cair para trás.

Antes de colocar a fralda nova, passe uma pomada indicada pelo pediatra para prevenir assaduras.

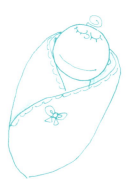

Vinte e seis de outubro – terça-feira

Hoje fomos à pediatra. O papai não pôde ir conosco, porque foi trabalhar. Mamãe chegou cedo e adorou a médica. Ela explicou sobre os cuidados na sala de parto, falou das vacinas (disse que, além das vacinas dadas no posto de saúde, existem algumas vacinas que são seguras e vão me imunizar contra doenças importantes). Falou também do teste da orelhinha, que vê deficiências auditivas nas crianças. Esse teste também é importante porque, em geral, os pais só conseguem identificar nos seus filhos as deficiências auditivas mais graves. Quando existem deficiências leves, elas geralmente só são descobertas quando atrasam o desenvolvimento infantil. Mamãe perguntou também sobre o teste do pezinho ampliado, que faz mais exames do que o do posto de saúde. Nesse caso, ela disse que não recomenda todos os exames no primeiro mês, porque algumas doenças podem ser identificadas melhor se forem vistas mais tarde, sem prejuízo da minha saúde. Disse também que eu vou mudar a vida dos meus pais e toda a forma de eles amarem e verem o mundo.

Também conversamos com ela sobre o parto. Ela disse que a hora do parto é difícil para a mulher porque é cheia de dor física, de estresse e de preocupação; por isso, após o parto, a mamãe pode estar cansada e não querer ficar me bajulando, mas que depois o amor vem e tudo vai dar certo. Ela já adiantou que, no início, tudo será muito cansativo e difícil, mas as coisas tendem a melhorar quando eu for crescendo. Como o papai vai estar perto para participar, tudo vai ficar melhor. Ela falou sobre os cuidados do pediatra na sala de parto, pois é o pediatra que vai acompanhar os meus indicativos de vitalidade como cor, tônus muscular, choro... e vai agir em caso de necessidade. Ela também deu a lista de remédios que a mamãe tem que comprar para a minha farmacinha e explicou uma coisa importante que a mamãe não sabia: logo que eu nascer, a casa não vai poder ser varrida como de costume. O certo é passar álcool no chão e limpar com a vassoura enrolada em um pano. Isso vai garantir que a poeira e a sujeira não fiquem em suspensão no ar.

Um filho muda a vida dos pais e toda a forma de eles amarem e verem o mundo.

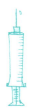
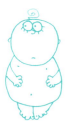

Vinte e sete de outubro – quarta-feira

Todo mundo está esperando eu nascer hoje. Primeiro a tia Marcinha ligou para saber como eu estou (bem e preguiçosa, é claro!). Depois ela ligou de novo para falar de uma promoção de maquiagem. Tornou a ligar para saber o telefone da dentista. Aí a minha avó ligou para contar que a vizinha tinha ido para a maternidade ter o neném e que o tomate e a cebola estavam em promoção no supermercado. Como se pode ver, todos estavam ligando o dia inteiro para falar só de coisas importantes, que não poderiam esperar.

Depois, ligou a Andréia e disse que se precisássemos poderíamos contar com ela para ir de madrugada para o hospital. Minha mãe agradeceu pela preocupação que ela tem com a gente. Aí a tia Áurea ligou para saber notícias. A Daise ligou para ver se poderá vir na sexta-feira estudar com a mamãe. A vovó Mariana ligou outra vez para dizer que o filho da vizinha nasceu às 17h20. A Michele ligou porque telefonou para a tia Áurea e como ninguém atendeu ao telefone lá na casa da vovó, ela achou que eu tinha nascido e resolveu ligar para cá.

Ufa! Agora, de dez em dez minutos, a mamãe tem que atender ao telefone para explicar que eu ainda não nasci. Até a dona da padaria perguntou para o papai se eu já tinha nascido. Mas isso tudo é porque tem a mudança de lua hoje e todos estão na maior expectativa.

O refluxo da mamãe parou completamente. Acho que a barriga está baixando e com isso eu pressiono menos o estômago e os pulmões dela, facilitando também a respiração.

Converse, desabafe, deixe fluir seus sentimentos. Seu equilíbrio emocional refletirá em seu bebê.

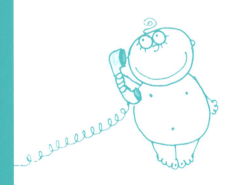

Vinte e oito de outubro – quinta-feira

Dia do funcionário público e dia de irmos ao consultório da dra. Yara. Quando chegamos lá não havia ninguém, por isso meus pais acharam que ela não tinha ido trabalhar e a secretária tinha esquecido de avisar a gente, mas ela estava lá e entramos rapidinho. Na hora da consulta, ela examinou a mamãe e viu que já tem um pouco de dilatação. Por isso ela perguntou para a mamãe se ela queria que eu nascesse hoje, mas a mamãe conversou com o papai e eles acharam melhor esperar mais um pouquinho, para eu nascer quando quiser. Se eu não nascer até o dia três, aí sim, vamos fazer um parto induzido.

Meus pais decidiram esperar porque na antepenúltima consulta o colo da mamãe estava fechadinho, na penúltima ele estava molinho e hoje a mamãe está com nível 3 de dilatação externa e 1,5 de dilatação interna; ou seja, estou me preparando para nascer. Assim, vale a pena esperar mais um pouquinho. A mamãe também está mais tranqüila porque a partir de amanhã o papai vai ficar em casa, já que tem um feriadão pela frente.

Acho que o papai está realmente grávido junto com a mamãe. Lá no trabalho ele não pára de comer e está dormindo um montão. Por falar em comer, eu gosto muito de chocolate e de sorvete. Hoje a mamãe tomou sorvete e eu dei o maior pulão na barriga dela (será que alguém já reparou que ultimamente a mamãe está comendo um monte de "porcarias"?). Na última consulta a mamãe ela estava pesando 62 quilos e 200 gramas; hoje ela já foi para 64 quilos e 100 gramas. Ela está preocupada, pois a dra. Yara falou que depois do parto ela deve ir para 58 quilos (ou seja, ainda vai ter que perder sete). O papai disse que é para ela ficar tranqüila, porque eu vou mamar e ela vai emagrecer.

O período de pós-parto deve ser de pouco esforço físico. Evite pegar peso, fazer ginástica ou qualquer outra atividade intensa.

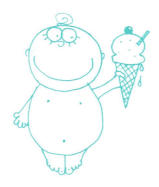

Vinte e nove de outubro – sexta-feira

Dei cinco contrações na barriga da minha mãe. Ela achou que eu ia nascer e ficou esperando... nada. Depois ela ligou para a dra. Yara, que disse que marcou o parto para o dia 3, às 19h, e que é para eu chegar às 16h na maternidade. Mas é claro que se eu quiser nascer antes, tudo bem. Ligamos para a anestesista. Hoje a mamãe teve uma impressão muito melhor dela. Ela estava muito atenciosa e ficou um tempão orientando a gente. Disse que podemos tomar um café da manhã normal, almoçar às 12h, sem gordura e nem frituras (carne moída ou frango) e não comer grãos de feijão, só pode o caldo. De sobremesa, fruta sem bagaço (pêra ou banana). Depois disso, até às 15h pode água, suco sem leite (de garrafa ou coado), chá, guaraná natural e picolé de frutas sem leite. Depois, nada de comida ou água.

Não se preocupe se o bebê não vier na data prevista. É perfeitamente normal que ele nasça até duas semanas antes ou depois do dia indicado pelo médico.

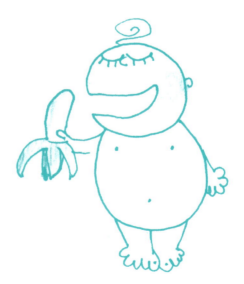

Trinta de outubro – sábado

Hoje faço 40 semanas. O dia foi uma movimentação só. De manhã recebemos muitas visitas. Depois o papai chamou a mamãe para almoçar no shopping. Ela aceitou, é claro. Assim, lá fomos nós três passear por aí. Chegamos lá e passeamos muito. O papai comprou um anel lindíssimo e mandou gravar "Gabriela". Na aliança dele já tem o nome da mamãe, então estava faltando o meu. Lá na loja, as vendedoras ficaram surpresas com a calma da mamãe. Elas perguntaram quando era a previsão para eu nascer, aí a mamãe falou: "Hoje!". Mas a mamãe explicou para a vendedora que a data de hoje era o dia mais provável, mas não era a data certa. Mesmo assim, meus pais estão calmos e tranqüilos, esperando a hora que eu quiser nascer. Uma das vendedoras disse para a mamãe andar bastante, porque isso ajuda a nascer rápido.

Depois voltamos para casa e comecei a dar mais algumas contrações na barriga da mamãe. Ela ficou esperando para ver se eu ia nascer ou não e ficou um tempinho sem comer. As contrações foram e voltaram (foram mais ou menos dez em um espaço de cinco horas). Mamãe acha que já está em trabalho de parto, mas que é daquelas mulheres que ficam dois dias em trabalho de parto; então, pela previsão dela, eu vou nascer amanhã ou no dia primeiro. A Débora ligou para saber se eu já nasci. A vovó Mariana conseguiu ligar apenas quatro vezes hoje. Tiramos as últimas fotos da mamãe grávida de mim.

Após oito meses, a longa espera está chegando ao fim. As últimas semanas de gravidez indicam claramente que a hora do parto se aproxima.

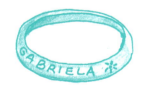

Trinta e um de outubro – domingo

Domingo, em inglês – Sunday –, é o "dia do Sol". Em latim – Dominus – o "dia de Deus". De todos os dias da semana, este é, por denominação, o mais esplendoroso, cheio de luz, força e vigor. Parece um dia ótimo para eu nascer.

Trinta e um de outubro também é o dia das bruxas... Mas mamãe me explicou que as bruxas eram as mulheres que tinham o conhecimento da Alquimia, da Fitoterapia e das Ciências em geral, em um mundo onde o saber era considerado de propriedade exclusiva dos homens. Essas mulheres foram queimadas e retratadas como feias e malvadas, o que não é verdade. Bem, se hoje é domingo e é o dia das mulheres detentoras do conhecimento, acho que é o dia perfeito para eu nascer.

Às 4h08, a mamãe acordou com contração. Resolveu não falar nada para o papai e ficou esperando para ver se era mesmo trabalho de parto. Às 5h08 foram dez contrações, tudo como a anestesista falou; mesmo assim, esperou para ver. 6h09: mais dez contrações. Está na hora de tomar o remédio. Mamãe levantou sem falar nada, tomou o remédio e deitou de novo. Ela sorriu. Papai perguntou o que era, ela disse que acha que eu vou nascer. Ele sentou na cama na hora e perguntou se era sério. Ela respondeu que sim, mas que era para ter calma. Continuaram os dois deitados. 7h09, doze contrações. Vamos esperar mais um pouco. 8h09, mais doze contrações: hora de ligar para a médica.

Mamãe ligou para a dra. Yara e disse o que havia acontecido. Ela disse para mamãe ir para o hospital e ser examinada por um médico de lá, para ver se era trabalho de parto mesmo. Aí os meus pais ficaram um pouco desapontados. Ora, minha mãe estava fazendo tudo direitinho, é claro que ela sabia que eu ia nascer. Ela levantou, tomou banho, papai também, fez barba e tudo, e eles separaram uma bolsa de emergência com coisas básicas para o caso de ficarmos internados. Deixaram a outra bolsa na sala, para alguém pegar se precisasse. Mamãe não podia tomar café por causa do parto e o papai tomou café quando ela estava tomando banho, para ela não ficar com vontade.

Chegamos ao hospital mais ou menos às 10h. O médico examinou a mamãe, disse que a dilatação havia aumentado, mas que ele achava que não seria ainda para eu nascer. Disse que, na opinião dele, era necessário fazer um exame, mas resolveu ligar para a médica da mamãe. Ela disse a ele que era para internar a mamãe, porque eu ia nascer. Meus pais foram cuidar da papelada.

A Daise ligou e a mamãe avisou onde estava. Depois, a mamãe ligou para a vovó Mariana e disse para ninguém ficar histérico porque a gente

Leves contrações não significam que o bebê está para nascer, a não ser que sejam contrações regulares e demoradas.

estava bem no hospital e pediu para levarem a outra bolsa com todas as coisas para a internação. Quando a gente ainda estava falando isso na sala de espera da maternidade, a médica chegou e disse que era para a gente ir para o pré-parto. Mamãe e papai colocaram as batas cirúrgicas e chegaram a pediatra e a outra obstetra. Enquanto elas foram se arrumar, meus pais ficaram um tempo sozinhos. Eles conversaram comigo, me explicaram que eu ia nascer e que todos estavam felizes com isso, disseram que era para eu ajudar e que iria ficar um pouco apertada, porque o útero iria me dar vários abraços para eu sair. Tiramos alguns retratos. A anestesista chegou e hoje a mamãe desfez definitivamente a má impressão inicial que teve dela. Ela colocou ocitocina na mamãe, porque esse hormônio estimula as contrações e me ajuda a nascer mais rápido. Chegou outra paciente da médica, achando que o bebê dela ia nascer, mas era alarme falso e ela voltou para casa.

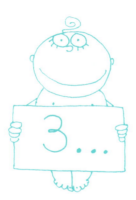

Quando as contrações começam, sua regularidade deve ser medida. Contrações verdadeiras duram cerca de cinqüenta segundos, repetindo-se a cada 10 minutos de intervalo.

A maternidade estava vazia porque é um domingo e estamos no meio de um feriado. Isso é bom, porque está muito calmo e temos a equipe só para nós. A médica fez um toque na mamãe e disse que a dilatação está como no último dia em que ela examinou. A ocitocina está fazendo efeito e as contrações estão aumentando. Para ver como estavam as contrações uterinas da mamãe e minha condição, as médicas fizeram uma cardiotocografia na mamãe. Esse exame é feito com um aparelho que tem dois dispositivos redondos, presos por um elástico na barriga da mamãe, e monitoram as contrações do útero e o meu bem-estar dentro da barriga. A curva das contrações vai lá no alto e as médicas olham e dizem: "Olha só que contração bonita!" A mamãe não está achando nada bonito, porque está doendo muito. A anestesista foi perguntar porque a anestesia ainda não chegou. Voltou dizendo que mudou a rotina do pedido, mas que já assinou o papel e está vindo logo. Mamãe está se contorcendo e o papai está ali do lado, preocupado porque ela parou de falar e às vezes aperta o lábio com força. Ainda não chegou a anestesia. De tanto se contorcer, mamãe já tirou a sapatilha e a touca está totalmente fora do lugar. Papai está segurando a mão dela.

Finalmente chegou a anestesia. Ainda bem. Vamos para o centro cirúrgico. Na hora da anestesia não pode se mexer. A médica colocou a agulha e começou a injetar a anestesia. Dá uma sensação de choque e a mamãe tem que ficar parada. Depois disso, fomos para o pré-parto especial, para eu nascer lá. A anestesia começa a fazer efeito. A dor passou e tudo está muito bom. A médica pergunta se a mamãe quer fazer o parto de cócoras. Ela diz que sim – afinal, ela fez ioga para isso. Os índios fazem o parto assim até hoje. Ele tem muitas vantagens, pois a posição ajuda o nascimento do feto e a cadeira do pré-parto ajuda a aliviar a pressão nas pernas, fazendo com que ela fique mais confortável e descanse nos períodos entre as contrações.

Já está na hora do almoço e como o parto ainda vai demorar, a dra. Yara foi almoçar e a outra médica está cuidando da mamãe. Estamos fazendo a cardiotocografia. A dra. Yara chega e pergunta se o papai não vai almoçar. Ele diz que vai ficar com a mamãe. Ficamos nós três na sala. Pelo aparelho, dá para ver que as contrações aumentaram, mas a mamãe não sente dor nenhuma. É feito mais um toque e só tem três

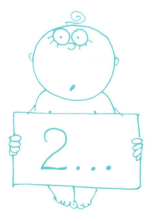

Durante o parto, o médico ficará atento à duração e à intensidade de cada contração; serão observadas também as batidas do coração do bebê.

e meio de dilatação. Mamãe fala para o papai comer alguma coisa e ele vai lá fora. Existem 13 ligações não atendidas no celular, todas elas da vovó Mariana. Papai liga de volta e avisa que está tudo bem. Ele volta rapidinho e ficamos todos lá, junto com a médica. Mamãe está cheia de sono. A médica decidiu romper a bolsa para ver se eu desço mais rápido. Elas continuam me monitorando pelo aparelho.

Mamãe relaxa e dorme um pouco. Isso mesmo! Dorme com contrações de parto. Mas foi só uma soneguinha.

Continuamos lá esperando. Aí mamãe acordou e viu a médica saindo da sala. Ela voltou junto com a dra. Yara. Elas explicam que eu tive um probleminha. O aparelho detectou três quedas no meu

O desejo de dar proteção a um ser tão frágil será o primeiro sintoma de emoção experimentado pela mulher com o filho recém-nascido.

fluxo sangüíneo, que dificultavam a minha circulação e a oxigenação. A médica conversou sobre isso com os meus pais. Disse que eu voltei rápido, mas que a falta de sangue pode ser perigosa e indica uma cesariana. "Tudo bem", diz mamãe. O importante é que eu nasça bem.

Como todos sabiam que a mamãe queria um parto normal, todas as médicas vieram dar apoio e confirmar a indicação do parto cirúrgico. A pediatra segurou a mão dela, disse para ela ficar calma, que vai dar tudo certo, e que vai ser melhor para mim. Voltamos para o centro cirúrgico. Os médicos voltam a se paramentar.

A médica dá as instruções para o meu pai de como cortar o cordão umbilical. O papai ensina a anestesista a usar a máquina fotográfica, já que ele vai ficar do lado da mamãe e não vai poder ver o que está se passando do outro lado. Ele está satisfeito pelo fato de estar com a mamãe e de não poder ver a cirurgia, porque ele desmaia quando vê sangue. A médica falou que no dia do parto o pai não passa mal, porque todos estão muito felizes com a chegada do bebê e nem prestam atenção no sangue. Mas pelo sim, pelo não, acharam melhor colocar o papai sentado. Perguntaram o meu nome para a mamãe e escreveram nas pulserinhas de identificação. A anestesista pergunta se a mamãe sente uma sensação de dormência na perna, como se estivesse usando meia-calça.

Começa então a cesariana. Mamãe está bem tranqüila. Depois de um tempinho a pediatra diz: "Gente, pensamentos positivos porque a Gabriela vai nascer!" A médica abaixou um pouco o pano para que mamãe me visse nascendo.

Eu não chorei. Estou bastante roxa e um pouco prostrada. Mamãe ficou muito preocupada com isso. A médica pede para que o papai corte o cordão umbilical. Ele cortou o cordão três vezes para conseguir me separar da mamãe. A anestesista esqueceu de tirar o retrato do papai cortando o cordão umbilical. Chorei um pouquinho, mas parei de chorar de novo. Mamãe está calada e apreensiva.

A pediatra me aspirou e colocou no oxigênio. Comecei a chorar forte. Ela conta para a mamãe que está tudo bem. Mamãe também começa a chorar. É uma mistura muito grande de felicidade, cansaço, expectativa, tensão, dor, fome e alívio, porque tudo deu certo. Depois que eu estabilizei, me levaram para o colo da mamãe. Sou branquinha,

Responsabilidade, dedicação, alegrias e surpresa são sentimentos que irão se multiplicar na vida dos pais com a chegada do bebê.

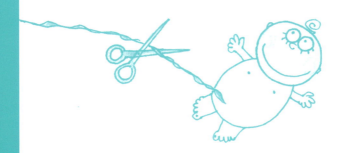

tenho olhos castanhos. Meus cabelos são castanhos e bem lisinhos. Tenho 3 quilos e 200 gramas e 49 centímetros.

Papai tirou fotos e deu um beijo na mamãe. Ele também está emocionado. Com certeza hoje a vida deles mudou muito. Responsabilidade, cuidado, dedicação, alegrias, surpresa, satisfação... sentimentos muito intensos que irão se multiplicar na vida deles nos próximos dias.

Filhos são presentes de Deus. Eu irei fazer com que eles revejam suas próprias vidas e se empenhem em construir um futuro melhor para todas as crianças do mundo. Eu tenho agora o dom de fazer com que eles levantem várias vezes durante a noite e se sintam inteiramente recompensados com um sorrisinho. Ficarão felizes me vendo crescer e desenvolver. De agora em diante, eles irão experimentar um sentimento de abnegação e de dedicação do qual nunca imaginaram ser capazes. São mudanças muito grandes.

Mas todas estas mudanças farão com que eles sejam felizes... para sempre...

Agora eu não posso mais ficar conversando com você. Tenho que conhecer melhor os meus pais e deixar que eles me conheçam de uma maneira ainda mais íntima. Estou feliz porque sempre soube o quanto eles gostam de mim e como se prepararam para a minha chegada. Mas convivendo com tantas pessoas diferentes durante essa fase da minha vida, descobri uma coisa importante: não existe um jeito certo de amar. Existem milhares de jeitos de amar; cada pai e cada mãe têm um jeito próprio de amar e cuidar de seu filho. Todas as formas de amor, todos os carinhos devem ser valorizados e reconhecidos todos os dias. É através de pequenos gestos que nós, os bebês, nos sentimos únicos, confiantes, e cultivamos um desejo enorme de viver e de fazer do mundo um lugar melhor para todas as crianças.

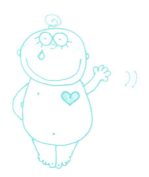

> *Filhos são presentes de Deus. Fazem com que os pais revejam suas próprias vidas e se empenhem em construir um mundo melhor.*

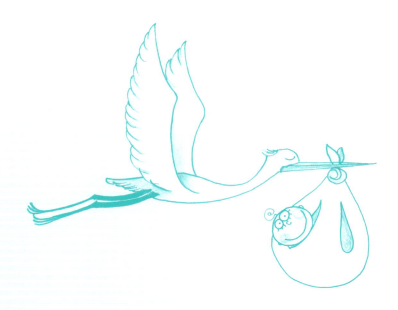

Anotações
sobre minha gravidez

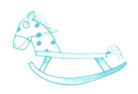

Reservamos este espaço para você,
mamãe, descrever toda a sua experiência
durante a gravidez e os primeiros
momentos de vida do bebê,
após o parto. Registre para sempre este
momento tão especial!

Quando fiquei sabendo da minha gravidez, senti...

A reação do meu marido foi...

A nossa família reagiu assim...

Nesse período, nós morávamos...

Senti-me realmente grávida quando...

Ao sentir os primeiros movimentos do bebê,
eu fiquei...

Quando minha barriga começou a crescer...

Comecei a notar as primeiras transformações em meu corpo quando...

Quando ouvi pela primeira vez o som do coração do bebê, senti...

Fiquei sabendo do sexo do bebê assim...

Os nomes que pensamos eram...

Mas nos decidimos por...

Em meus sonhos, o bebê...

Provavelmente, o bebê nascerá no dia...

Espero para o meu bebê...

Quando abracei meu bebê pela primeira vez...

O primeiro presente que o nosso bebê ganhou foi...

Com o nascimento do bebê, a nossa vida ficou...

Minha maior preocupação durante a gravidez era...

Achei curioso saber...

Se eu tivesse que dar um conselho sobre gravidez...

As coisas que mais me emocionaram na gravidez foram...

Meu coração bateu mais forte quando eu soube...

Na minha opinião, durante a gravidez é importante...